教育部人文社会科学研究青年基金项目资助（数字赋能中医药文化跨界融合创新传播路径研究、22XJCZH003）出版

诗情画意中草药

·李蕊　著绘·

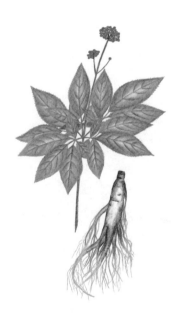

全国百佳图书出版单位
中国中医药出版社
·北　京·

图书在版编目（CIP）数据

诗情画意中草药 / 李蕊著绘 . —北京：中国中医药
出版社，2023.5
ISBN 978-7-5132-8095-2

Ⅰ . ①诗… Ⅱ . ①李… Ⅲ . ①中草药—青少年读物
Ⅳ . ① R28-49

中国国家版本馆 CIP 数据核字（2023）第 048985 号

中国中医药出版社出版

北京经济技术开发区科创十三街 31 号院二区 8 号楼
邮政编码　100176
传真　010-64405721
保定市西城胶印有限公司印刷
各地新华书店经销

开本 880×1230　1/32　印张 8.75　字数 163 千字
2023 年 5 月第 1 版　2023 年 5 月第 1 次印刷
书号　ISBN 978 - 7 - 5132 - 8095 - 2

定价　68.00 元
网址　www.cptcm.com

服 务 热 线　010-64405510
购 书 热 线　010-89535836
维 权 打 假　010-64405753

微信服务号　zgzyycbs
微商城网址　https://kdt.im/LIdUGr
官 方 微 博　http://e.weibo.com/cptcm
天猫旗舰店网址　https://zgzyycbs.tmall.com

如有印装质量问题请与本社出版部联系（010-64405510）

序　言

　　在这绵延数千年的历史长河中，华夏文明是人类历史上唯一没有中断的文明。在远古时代，中医充当了公共卫生和临床医学两大使命。看似简单平凡的花草虫木，却有着各自的性味归经、功能禁忌。在一次次与疾病做斗争的过程中，中医药逐渐形成了自己的逻辑主线和治疗准则，逐渐形成了一门有着中国哲学意味的学科，这也成为了可供每一位中医人学习的范本。多年的专业学习和教学工作，使我更加深刻地感受到劳动人民智慧结晶的力量，这也是我创作这本《诗情画意中草药》的动力和源泉。

　　我阅读了大量中医古籍，在晦涩难懂的字里行间，总有一些让人眼前一亮的内容，抑或是源于生活的共鸣，抑或是流传坊间的典故，像有一位良师，将中医药文化娓娓道来。大到中医的自然观，小到某一味中药承载的历史故事，都让我更加深刻地感受到中医药与绵延几千年不同时代背景下人们不可割裂的连接。我用 6 年的时间，绘制了 700 多幅中草药，配上原创诗歌，并在"学习强国"平台上开设了"图说本草"专栏，经过多年的积累，形成了《诗情画意中草药》的雏形，当手稿初步成形，捧于掌上之时，更是不由感叹，中医药文化就像一缕阳光使我的世界豁然一亮。

《诗情画意中草药》将中医药的文字转化成诗、画，寓以情、意，在了解每一味中草药制作过程、形态特征、分布区域、生长环境及功效的基础之上，通过手绘的形式展现中药之美，配以原创的功效诗歌和外延知识，使读者沉浸在这自然的造化之美和它们背后的故事中。全书共收录了120种常用的中药材，其中包括具有中药功效的花草茎叶根、瓜果蔬菜和鸟兽鱼虫等。全书按笔画编排成录，每种中药的介绍包括中药手绘图、功效配诗、中药简介、药效和中药外延知识。手绘图融入了我对中药形态特征与药材性状的理解，每幅插图均查阅了大量文献。创作过程是自我与中药融合的过程，也是我给中药注入"鲜活"生命的过程。为了提升读者对中医药传统文化的阅读兴趣，本书查阅大量文献，对每一个中草药都配以外延知识，按照"中药故事""科普知识""经典名著""成语故事""民风民俗""名人轶事"和"妙笔生花"（填色体验）进行分类，将传统中医药文化更加生动活泼地展示给读者。

中医药凝聚着深邃的哲学智慧和中华民族几千年的健康养生理念及实践经验，是中国古代科学的瑰宝，也是打开中华文明宝库的钥匙。本书图文并茂，文字简练易懂，内容丰富，运用群众喜闻乐见、易于接受的现代化表达形式，对中医药文化内涵理念进行时代化、大众化、创新性地阐释，让中医药文化更加融入群众生产生活，促进群众健康的文化自觉。

李　蕊

2022 年 10 月

目　录

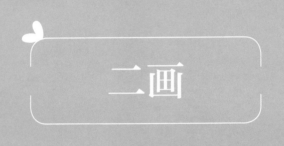
二画

1 丁香 《中国药典》

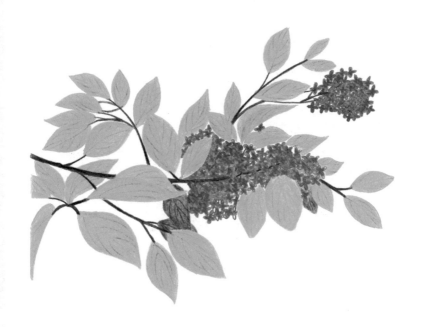

> 丁香绽枝上，豆蔻俏梢头。
>
> 降逆和胃气，助阳暖腰膝。
>
> 辟恶消疝癖，补肾固精元。
>
> 祛邪除疥匿，性温止寒虚。

本品为桃金娘科植物丁香的干燥花蕾，也称为丁子香。当花蕾由绿色转红时采摘，晒干。丁香具有温中降逆、补肾助阳的功效，可用于脾胃虚寒之呃逆呕吐、食少吐泻、心腹冷痛，肾虚阳痿的治疗。

【中药故事】

传说，唐代诗人宋之问品德高尚、才华横溢、长相俊美，却一直未得到女皇武则天的重用。于是写诗明志，向武则天毛遂自荐。武则天读了宋之问的诗后，对一位近臣说："宋卿才貌双全，但口臭让人难以忍受。"这位近臣将武则天的话告诉了宋之问，宋之问羞愧无比。于是他到处寻医问药，一位道人让他口含香味浓郁的丁香祛除臭味，从此，丁香就成了古代的"口香糖"。这是因为丁香温中降逆的功效，可以治疗由于脾胃虚寒所导致的口臭、呃逆，但随着现在生活品质的提升，治疗口臭的方法很多，很少再有人用这种古代特有的"口香糖"了。

2 八月札《中药大辞典》

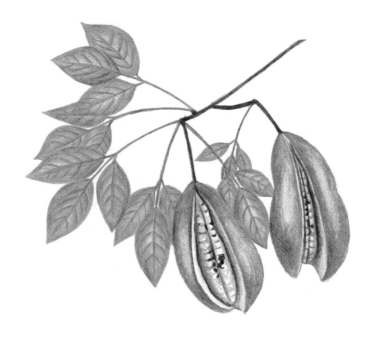

> 豁达坦荡预知子，桃园结义羣叶依。
>
> 鸣蜩芳葩林缘艳，仲秋熟果笑开颜。
>
> 调经理宫止白带，利尿除胀安胃脘。
>
> 疏肝补肾缓痹痛，踏寻落叶白木通。

本品为木通科植物五凤藤、宽叶八月瓜和小花八月瓜的果实，也称为预知子。秋季果熟时采摘，晒干。八月札具有疏肝理气、活血止痛、除烦利尿的功效，可用于肝胃气痛、胃热纳呆、烦渴、赤白痢疾、腰痛、胁痛、疝气、痛经、子宫下坠的治疗。

【科普知识】

八月札果实长得像茄子，营养成分丰富，广泛分布在陕西、安徽、江西等地区。每年到了农历八月，它自然炸开，因此，人们也称它为"八月炸"。八月札是不仅一味具有多种功效的中药，还是一种不可多得的天然野果。去掉八月札厚厚的果皮，里面的果肉闻起来清香怡人，味道似香蕉般软糯香甜。同时，八月札为木质藤本植物，花期较长，茎蔓柔美，紫色的小花宛若紫衣少女一般风姿绰约，令人赏心悦目。正是由于八月札可药用、可食用、可观赏，因此，深受百姓喜爱。在陕西农村，也有农民专门种植八月札，他们将八月札与猕猴桃一起种植，这样不仅节省空间，还有利于搭架绑蔓。

3 人参《中国药典》

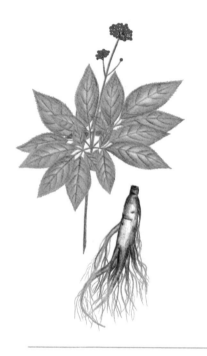

> 乾坤神草孕灵毓，日月精华养地精。
>
> 隐鳞藏彩匿山野，万金良药馈布衣。
>
> 通畅血脉滋元阳，生津定喘人参方。
>
> 味甘性温归肺脾，金井玉栏宜珍惜。
>
> 大补元气止惊悸，调中消痰破坚积。
>
> 固脱生津益五脏，宁心安神缓劳伤。

本品为五加科植物人参的干燥根和根茎，多在秋季采挖，洗净经晒干或烘干，也称为参叶。栽培的俗称"园参"；播种在山林野生状态下自然生长的称"林下山参"，习称"籽海"。人参具有大补元气、复脉固脱、补脾益肺、生津养血、安神益智的功效，可用于体虚欲脱、肢冷脉微、脾虚食少、肺虚喘咳、津伤口渴、内热消渴、气血亏虚、久病虚羸、惊悸失眠、阳痿宫冷的治疗。

【经典名著】

中医四大经典著作为《黄帝内经》《难经》《伤寒杂病论》和《神农本草经》。《神农本草经》是中国已知最早的中药著作。《神农本草经》列人参为上品，其中关于人参的记载为："人参，味甘，微寒。主补五脏，安精神，定魂魄，止惊悸，除邪气，明目，开心益智。久服轻身延年。"

《神农本草经》描述了人参味甘，性微寒，可以补益肝、心、脾、肺、肾五脏，长期服用益智安神，生津养血，延年益寿。同时，人参还可以用来制成药酒、药膳。后人通过研究发现，人参还可以补气，补脾，益肺，增强人体的抵抗力，有显著的抗疲劳作用。由此可见，人参不仅是一种珍贵的药用植物，而且功效多样。

4 九香虫《中国药典》

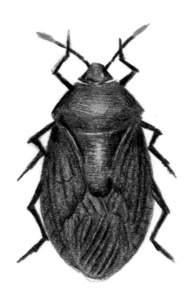

> 青黑圆幼披金羽，密隐蛰伏匿石间。
>
> 不识远避臭板虫，熟烹甘旨年寿增。
>
> 温中助阳化壅滞，理气止痛平肝脾。
>
> 通脘利道消寒胀，兴阳益精填亏虚。

本品为蝽科昆虫九香虫的干燥体，也称为屁巴虫。每年 11 月至次年 3 月前捕捉。放入适宜容器内，用少量的酒将其闷死，取出，阴干；或者放入沸水中烫死，取出，干燥。九香虫具有理气止痛、温中助阳的功效，可用于胃寒胀痛、肝胃气痛、肾虚阳痿、腰膝酸痛的治疗。

【中药故事】

相传，东汉末年，战争不断，百姓们吃不饱饭，还得了一种严重的胃气痛。名医张仲景得知后，立即动身去为百姓治病。只见患者们痛苦呻吟，张仲景赶忙拿出银针，为患者们扎上内关穴和足三里穴，过了一会儿，患者的呻吟声明显少了一些，但一拔针，他们又开始剧烈疼痛。

张仲景一时间也没有了主意，来回踱步思考治疗方案。这时，一位 80 多岁的老太太走了过来告诉张仲景自己有治胃气痛的办法。老人告诉大家其实自己曾经就得过严重的胃气痛，疼痛难忍，看见家门口椿树上有很多屁巴虫，拿起来就塞进嘴里吞了，想一死了之。没想到不但没死，胃反而不疼了。原来，这屁巴虫有理气止痛的功效，可以治疗胃气痛。张仲景听后，立刻找来一些屁巴虫，为了安全起见，他将虫子放在酒中浸泡了一会儿，然后烤干了，让患者服下。果然，患者们服下后胃胀、腹痛症状全部消失了，大家都没有想到这小虫子还有这样的功效。

用酒浸泡，用火烤后的虫子不仅可以治病，而且味道鲜美，于是，张仲景在记载屁巴虫时，取名为"酒香虫"。从此，这味药就被流传开来，最后，被记载为"九香虫"。

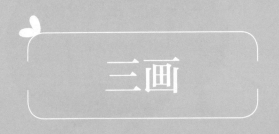

三画

5　土鳖虫《中国药典》

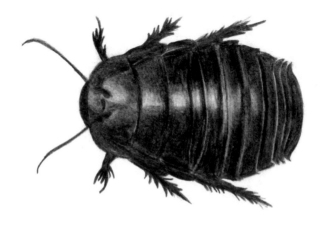

> 昼伏夜出地鳖虫，畏光阴湿松土中。
>
> 残冬元春蛰伏藏，溽暑季秋育新生。
>
> 破血逐瘀消癥瘕，续筋接骨壮精髓。
>
> 味咸性寒有小毒，通经止闭安血分。

本品为鳖蠊科昆虫地鳖或冀地鳖的雌虫干燥体，也称为地鳖虫。捕捉后，放入沸水中烫死，晒干或烘干。土鳖虫具有破血逐瘀、续筋接骨的功效，可用于跌打损伤、筋伤骨折、血瘀经闭、产后瘀阻腹痛、癥瘕痞块的治疗。

【中药故事】

有一天，油坊里专管烧火的王老大正在灶下烧火，看到灰堆里爬出几个土鳖虫，他忙拿起火锹扑地一砸，其中一只小土鳖虫被切成了两节。第二天，王老大扫地时，无意中发现昨天那只被切成两节的小土鳖虫自己连接起来又活了，他再仔细地观察，发现只有雌虫切断了才可以重新连接起来。

不久以后，王老大的孩子一不小心从山上摔下来，把腿摔断了。他请了几个医生都没能治好，正当全家人十分焦急的时候，王老大忽然想起了土鳖虫，于是抓来几只雌虫烘干，磨碎拌在香油里敷在儿子的伤处。没过几天，孩子的腿竟然好了。从此，土鳖虫可以治瘀血、筋骨折伤的事便在民间传开了。

6 大黄《中国药典》

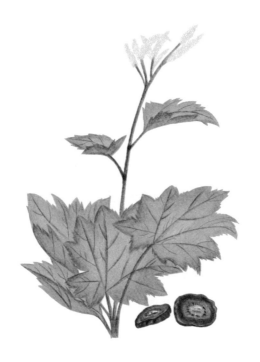

> 延年益寿马蹄黄，生于山地灌林中。
>
> 泻热解毒破积滞，荡涤肠胃清宿食。
>
> 逐瘀通经和五脏，味苦性寒入胃肠。
>
> 消肿止衄利关节，调中除满化癥瘕。

本品为蓼科植物掌叶大黄、唐古特大黄或药用大黄的干燥根和根茎，也称为火参。秋末茎叶枯萎或次春发芽前采挖，除去细根，刮去外皮，切瓣或段，绳穿成串干燥或直接干燥。大黄具有泻下攻积、清热泻火、凉血解毒、逐瘀通经、利湿退黄的功效，可用于实热积滞便秘、目赤咽肿、痈肿疔疮、水肿的治疗，外用治疗烧烫伤。

【中药故事】

相传清代诗人袁枚曾患过严重的痢疾，当时袁枚年事已高，于是医生使用黄芪等药物为袁枚医治，希望通过温补的方法治愈他的痢疾，没想到却引起气机壅滞，邪气无路可出，导致病情加剧。情急之下，有人向袁枚推荐使用大黄，但由于大黄药效太过迅速猛烈，遭到了众人的反对。袁枚不顾众人反对，坚持使用大黄，痢疾很快就止住了。这是因为大黄能够泻下攻积、清热泻火，可以泻下痢疾的湿热实邪。

中医诊疗疾病的基本原则是辨证论治，在疾病的诊治过程中需要根据疾病不同的证来进行治疗，不可一概而论。

7 山羊肉《中药大辞典》

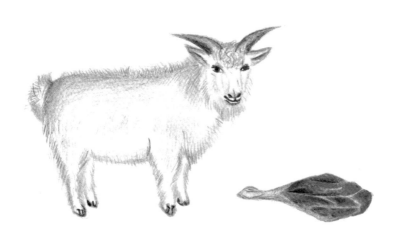

> 敏捷机智善角斗，刚强坚毅喜登攀。
>
> 酒浸脍炙辅椒盐，玉盘珍馐慰民间。
>
> 健腰安宫止淋带，补虚助阳填精髓。
>
> 味甘性热扶瘠弱，强筋壮骨托内伤。

本品为牛科动物青羊的肉。羊肉具有补虚助阳的功效，可用于虚劳内伤、筋骨痹弱、腰脊酸软、阳痿、带下、不孕的治疗。

【民风民俗】

传说，曹操北征高干，到了山西省壶关县太行山大峡谷时，已经人困马乏，粮食供给严重不足。加上天寒地冻，曹军个个眉头紧锁，饥寒难耐。碰巧一位老人赶着一群山羊路过，曹军看到山羊，顿时两眼放光，立即生火宰羊，炖肉熬汤。

一顿饱餐之后，恢复了体力，士气大振，在曹操的带领下，曹军一举登上太行山的顶峰。从此以后，壶关民间就开始流传起曹操烹羊的故事。到了元世祖忽必烈南征时，壶关羊汤传到了中原，由于羊肉具有温中暖肾、益气补虚的功效，壶关羊汤很快就受到中原百姓的喜爱，名声大噪。正是由于羊汤可以补养身体，驱寒气，至今很多地区仍然保留喝羊汤的习俗，羊肉也成为养生保健的重要食材之一，如陕西省榆林市的横山羊肉，被称为"肉中人参"，不仅味道鲜美，而且温补的功效显著。

8 山茱萸《中国药典》

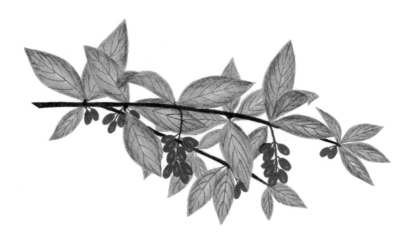

乔木郁郁风姿飒，蜀枣濯濯幽兰雅。

红妆隐隐枝间停，浮光微微娇颜倾。

止溺明目通九窍，安脏性温添精髓。

敛涩固脱壮元气，补益肝肾止眩晕。

本品为山茱萸科植物山茱萸的干燥成熟果肉，也称为蜀枣。秋末冬初果皮变红时采收果实，用文火烘或放入沸水中略烫后，及时除去果核，干燥。山茱萸具有补益肝肾、收涩固脱的功效，可用于眩晕耳鸣、腰膝酸痛、阳痿遗精、遗尿尿频、崩漏带下、大汗虚脱、内热消渴的治疗。

【中药故事】

传说，在战国时期，诸侯纷争，战乱频繁。北方太行山一带是赵国属地。山地居民多以采药为生，若采到名贵中药则向赵王进贡。一日，一位村民向赵王进贡"山萸"，赵王不悦："小小山民竟敢将此平庸草药当贡品欺骗本王。"这时，一位姓朱的御医急忙劝赵王留下此药，赵王却一意孤行，认为山萸只是普通草药，进贡的村民只好退下。朱御医急忙拦住村民，买下村民的全部山萸，并将它种植在自家庭院中。3年后的一天，赵王腰痛难忍，坐卧不安。朱御医用山萸煎汤给赵王服用。三日后，赵王恢复如初，大喜。当他得知自己服用的药物正是当年村民进贡的山萸时，十分高兴，并下令广种山茱萸。后来朱御医又用山萸治好了王妃的崩漏之症。赵王更为欣喜，并将山萸更名为"山茱萸"，以表彰朱御医的功绩。从此以后，山茱萸补养肝肾的作用也被流传开来。

9 山茶花《中药大辞典》

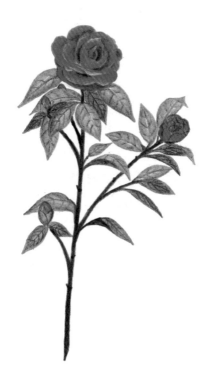

> 曼阳罗树一捻红，对天彤云映山中。
>
> 破血去热补肝木，春分谷雨觅宝珠。
>
> 润肺养阴清脏火，研油调涂愈汤灼。
>
> 凉血散瘀消浮肿，甘苦性凉化疮痈。

本品为山茶科植物山茶的花，也称为红茶花。春分至谷雨为采收期。一般在含苞待放时采摘，晒干或烘干，用纸包封，放在干燥通风处。山茶花具有凉血、止血、散瘀、消肿的功效，可用于吐血、衄血、血崩、肠风、血痢、血淋、跌仆损伤、烫伤的治疗。

【经典名著】

北宋文学家、书法家、美食家、画家、历史治水名人苏轼，号东坡居士，于元丰七年（1084）在邵伯镇梵行寺中曾赋诗一首，咏叹寺中美丽的山茶花，诗名为《邵伯梵行寺山茶》，全诗如下。

山茶相对阿谁栽？细雨无人我独来。

说似与君君不会，烂红如火雪中开。

山茶花花期较长，从头年秋末至次年春末，持久烂漫，立于冰雪之中。诗中所描述的邵伯镇梵行寺里空无一人，那是谁栽种的山茶花呢？两株山茶花相对而开，傲然秀立在一片冰雪之中。在这寒冬之中，山茶花如火的热情不正是在迎接东坡居士苏轼的到来吗？它的坚贞傲骨、风姿绰约深深地打动了苏轼的心。

山茶花不仅秀丽雅致，有着坚贞的品质，还是一味不可多得的良药，也因其丰富的药用价值，深受百姓喜爱。

10 山楂《中国药典》

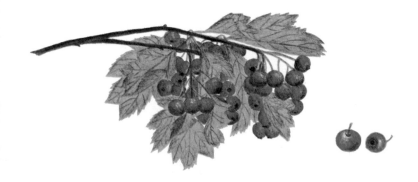

> 累累红果枝头爬，硕硕功用黎民夸。
>
> 迎风昂首望天下，贞心不渝酸果花。
>
> 行气散瘀除癥瘕，甘酸性温保春华。
>
> 开胃化滞祛胀满，滋肾益精福寿添。

本品为蔷薇科植物山楂或野山楂的果实，也称为梁梅。秋季果实成熟时采摘。山楂采得后，横切成厚 1.5 ~ 3mm 的薄片，立即晒干。野山楂采得后，晒干即可，或压成饼状后再晒干。山楂具有消食健胃、行气散瘀、化浊降脂的功效，可用于肉食积滞、胃脘胀满、泻痢腹痛、瘀血经闭、产后瘀阻、心腹刺痛、胸痹心痛、疝气疼痛、高脂血症的治疗。

【中药故事】

传说，有一次，唐代杨贵妃脘腹胀满、大便泄泻、不思饮食，宫内的御医们纷纷赶来为她诊治，杨贵妃的病不但没有好转，还越来越重。

一天，一位道士自荐为贵妃娘娘治病。唐玄宗听说有人能治贵妃的病，十分高兴，亲自前往迎接。道士仔细地为贵妃娘娘检查后说道："此乃脾胃柔弱，饮食不慎，积滞中脘，御医所用之药，滋补腻滞，实反其道也。"随后，道士大笔一挥，写出："棠球子十枚，红糖三钱，熬汁饭前饮用，每日三次。"唐玄宗半信半疑，但苦于没有更好的办法，只能派人按照道士的要求为贵妃准备药物。杨贵妃服药半个月后，便奇迹般地痊愈了。道士所说的棠球子，其实就是山楂，它因为具有消食健胃等的功效，所以治好了杨贵妃的疾病。

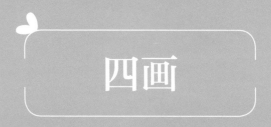

四画

11 天仙子《中国药典》

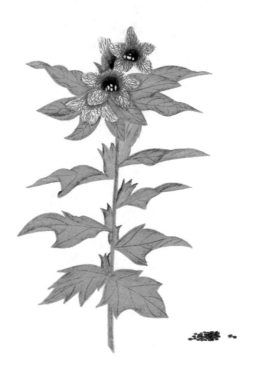

> 青黛芫花天仙子，王不留行莫相依。
>
> 莨莨菪菪非寻常，清热化妻消痈疡。
>
> 山烟喜暖随生性，定痛平喘解挛痉。
>
> 菖蒲酒下瘤厥缓，除邪逐风神志安。

本品为莨菪的干燥成熟种子，也称为莨菪子。夏季和秋季果皮变黄色时，采摘果实，暴晒，打下种子，然后筛去果皮、枝梗，晒干。天仙子具有解痉止痛、平喘、安神的功效，可用于胃脘挛痛、喘咳、癫狂的治疗。

【科普知识】

汉代药学著作《名医别录》是秦汉医家在《神农本草经》的内容上，由历代医家陆续汇集而成，现存内容由南朝齐、梁时医药学家陶弘景整理编纂。《名医别录》中关于天仙子的记载为："甘，有毒。疗癫狂风痫，颠倒拘挛。"天仙子作为一味中药，叶、根、花、种子可以入药，具有解痉止痛、平喘、安神的功效。

天仙子为两年生草本植物，茎叶茂盛，植株高达1米，黄色花有脉纹，清新雅致，可作为绿化带植物。天仙子生长在山野、路旁等处，适应性较强，温暖湿润的气候特别适合它生长，但它全株有剧毒，所以在野外不可采食。

12 木耳《中药大辞典》

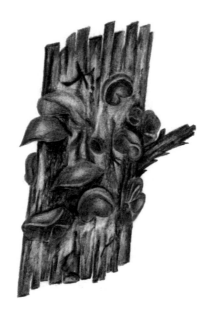

> 玉盘珍馐黑木耳，栎榆腐木孕孩儿。
>
> 覆瓦叠生馈街坊，波缘清雅味悠扬。
>
> 补气耐饥利五脏，滋阴润燥愈跌伤。
>
> 味甘性平入胃肠，凉血缓痢止痔疮。

本品为木耳科木耳属真菌木耳、毛木耳及皱木耳的子实体，也称为黑木耳。6～10月采收，采摘后放到烘房中烘干。木耳具有补益气血、润肺止咳、止血的功效，可用于虚劳、咳血、衄血、血痢、痔疮出血、妇女崩漏、跌打伤痛的治疗。

【经典名著】

北魏杰出农学家贾思勰所著的《齐民要术》中详细记载了美食木耳的烹制方法。书中提到木耳菹的原料，即新鲜的木耳，先用清水煮开，重复五次，再放入冷水中，最后切成细丝，并与其他配料一起调制，即可成为一道美味佳肴。古人食用木耳的方法较为单一，在现代，木耳已经成为百姓家中不可缺少的食材，可以和其他蔬菜搭配，煮、炒、炖等烹饪方法均可。木耳有极高的营养价值，因此，被盛赞为"素中之荤"。同时，中医五行理论当中肾与冬季相通应，黑色入肾，所以在冬季可以多食黑色食物，木耳就是其中之一，具有补益气血、润肺止咳、止血的功效。

13 木瓜《中医药大辞典》

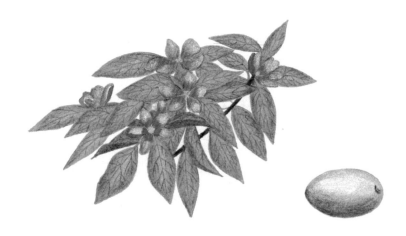

> 落叶灌木铁角梨，凉血收脱川木瓜。
>
> 盈实海棠缤满树，婀娜甘滋盈满株。
>
> 舒筋活络缓痛痹，味酸性温入肝脾。
>
> 止咳消肿助谷气，敛肺和胃化水湿。

本品为蔷薇科植物贴梗海棠的干燥近成熟果实，也称为贴梗海棠。夏季和秋季果实绿黄时采收，放入沸水中烫至外皮灰白色，对半纵剖，晒干。木瓜具有舒筋活络、和胃化湿的功效，可用于湿痹拘挛、腰膝关节酸重疼痛、暑湿吐泻、转筋挛痛、脚气水肿的治疗。

【经典名著】

木瓜是一味具有舒筋活络、和胃化湿功效的中药，自古以来，与木瓜有关的的经典名著也有很多，最具有代表性的就是《诗经》。它是中国最早的诗歌总集，收集了西周初年至春秋中叶的诗歌，在内容上分为《风》《雅》《颂》三个部分。《卫风·木瓜》是《诗经》中的一首诗，全文如下：

投我以木瓜，报之以琼琚。匪报也，永以为好也。

投我以木桃，报之以琼瑶。匪报也，永以为好也。

投我以木李，报之以琼玖。匪报也，永以为好也。

诗文说的是你送我木瓜，我回赠琼琚。不是为了回报，是希望感情长久。你送我木桃，我回赠琼瑶。不是为了回报，是希望感情长久。你送我木李，我回赠琼玖。不是为了回报，是希望感情长久。后来"投木报琼"被相承沿用下来，成为成语，原指男女相互赠送礼品，后指报答他人的深情厚谊。

14 比目鱼《证类本草》

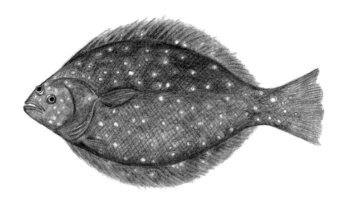

> 鹣鲽情深终无悔，比目并行比金坚。
>
> 状如牛脾若履底，形如箬叶地仔鱼。
>
> 味甘性平滋土木，德及幽隐增瑞祥。
>
> 补虚添肌益气力，活血通经祛风湿。

本品为鲽科木叶鲽属动物木叶鲽、牙鲆科牙鲆属动物牙鲆、舌鳎科舌鳎属动物短吻舌鳎及其近缘种的肉，也称为鲽鱼。一年四季都可以捕捞，鲜用或晒干。比目鱼具有健脾益气、解毒的功效，可用于脾胃虚弱、消化不良、急性胃肠炎的治疗。

【科普知识】

比目鱼体侧扁，身体左右不对称，它的两眼位于头的一侧。比目鱼常年生活在海底，平卧在水中，对环境长期适应，最后导致它的眼睛全长在一侧，这样便于发现紧急情况。比目鱼富含蛋白质、维生素 A、维生素 D、钙、磷、钾等，营养丰富，味道鲜美。同时，比目鱼还具有健脾益气、解毒的功效，可用于脾胃虚弱、消化不良的治疗。将比目鱼烤干后或水煮食用可以有效地滋养脾胃，预防肠胃炎。

15 水蛭《中国药典》

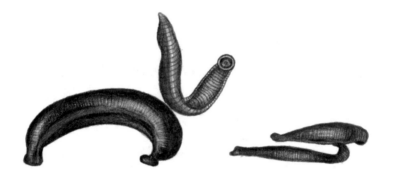

> 破血通经利水道，化瘀消肿缓跌仆。
> 咸苦性平有小毒，逐恶开闭除癥积。

　　本品为水蛭科动物蚂蟥、水蛭或柳叶蚂蟥的干燥全体。将夏季和秋季所捕捉的水蛭，用沸水烫死，晒干或低温干燥。水蛭具有破血通经、逐瘀消癥的功效，可用于血瘀经闭、癥瘕痞块、中风偏瘫、跌仆损伤的治疗。

【科普知识】

　　水蛭，为变温动物，属环节动物门，在中国南北方均可生长繁殖，主要生活在沟渠、水田、湖沼中。水蛭具有破血通经、逐瘀消癥的功效，属活血化瘀药物，具有较高的药用价值。相传唐代医药学家孙思邈曾经用水蛭治好了一位大汉的眼病，就是应用了水蛭可以逐瘀的功效治愈了他很严重的眼部血肿。近代药理研究表明，水蛭及其唾液腺中提取出的活性成分"水蛭素"具有极强的抑制凝血作用和抗血栓形成作用。

16 牛黄《中国药典》

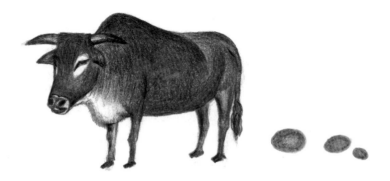

> 益胆魄，定精神，止惊痫，辟恶气。
> 清心豁痰祛湿热，开窍醒神止癫痛。
> 热扰心包消肿痛，味苦性平归心肝。

本品为牛科动物黄牛或水牛的胆囊、胆管或肝管中的结石，也称为犀黄。牛黄具有清心、化痰、利胆、镇惊的功效，可用于热病神昏、谵语、癫痫发狂、小儿惊风抽搐、牙疳、喉肿、口舌生疮、痈疽、疔毒的治疗。

【中药故事】

传说，扁鹊煅制了一块青礞石，准备研末做药为邻居故阳文治疗中风偏瘫。这时，扁鹊听到门外很吵，于是上前打算探个究竟，原来是邻居故阳文家中养的十几年的黄牛最近越来越瘦，地里的活都干不了了，于是邻居请屠夫来家中宰牛。令人吃惊的是，这牛的胆中有一块石头，扁鹊瞬间来了兴趣，邻居见扁鹊喜欢，就将牛的结石和青礞石一起放在了桌子上。

正在这时，邻居的病又发作起来了。扁鹊见状，急忙叮嘱邻居孩子把桌上的青礞石研末取来。邻居用药后停止了抽搐，气息平静了下来。扁鹊回屋后，发现青礞石还在桌上，结石却不见了踪影。原来邻居家人错把牛结石当作药物研末了。后人也发现牛结石可以治疗癫痫等疾病，便广泛地将其应用于临床。牛结石也称为牛黄，为清热药。

17　长春花《中药大辞典》

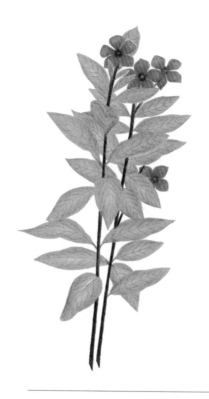

> 金盏雁来日日草，夹竹山矾四时春。
> 厚叶若柳抱茎缠，蔓生彩蝶篱落间。
> 抚络清心安神志，味苦性寒解躁烦。
> 理热祛妻化痈肿，平肝滋肾降血冲。

本品为夹竹桃科植物长春花的全草，也称为日日新。全年均可采收。长春花具有凉血降压、镇静安神的功效，可用于高血压、火烫伤、恶性淋巴瘤、绒毛膜上皮癌、单核细胞性白血病的治疗。

【名人传记】

长春花，又名日日新、金盏草，是一味可以用来治疗高血压、火烫伤、多种癌肿的中药。长春花不仅具有特殊的药用价值，而且花期长，可作为绿化带植物。关于长春花，还有一个和法国十八世纪启蒙思想家、文学家卢梭有关的感人故事。有一天，卢梭与他的母亲外出散步，母亲看见路边有美丽的长春花，惊喜地指给卢梭看。可卢梭之前未见过长春花，加上自己高度近视，所以只是匆匆一瞥。从那以后，卢梭再也没见过长春花。

多年后在克莱希耶，卢梭与朋友贝鲁先生一同登山采集植物标本。途中卢梭无意间向树林里看了一眼，发现了长春花。卢梭兴奋地指给朋友贝鲁先生看，贝鲁先生哪里知道卢梭为何这么兴奋，后来才明白原来卢梭想起了自己曾经与母亲一起散步时的情景，因为思念自己的母亲而睹物思人。

18 丹参《中药大辞典》

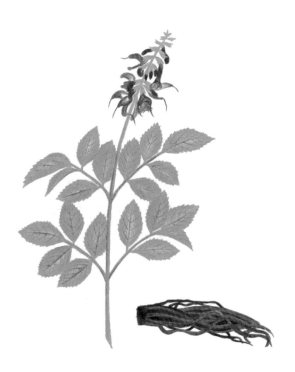

> 味苦清上盖心火，微寒凉血归肝木。
>
> 利脉化瘀宜酒炙，久服红根益延年。
>
> 通经缓痛祛癥瘕，解郁除烦安脏躁。
>
> 退热消痈止疼疡，脘腹胁痹遇血参。

本品为唇形科植物丹参的干燥根和根茎，也称为紫丹参。春季和秋季采挖，除去泥沙，干燥。丹参具有活血祛瘀、通经止痛、清心除烦、凉血消痈的功效，可用于胸痹心痛、脘腹胁痛、癥瘕积聚、热痹疼痛、心烦不眠、月经不调、痛经经闭、疮疡肿痛的治疗。

【中药故事】

很久以前，渔村里住着一位青年，名叫阿明。阿明自幼丧父，与母亲相依为命，因为在风浪中长大，他练就了一身好水性，人称"小蛟龙"。阿明的母亲身患妇科疾病，经常腹部疼痛，心烦不已，看着痛苦的母亲，阿明十分心疼。有一次，阿明听说东海的一座岛上长着一种根茎为红色的草药，有通经止痛、活血祛瘀、清心除烦的功效，可以治疗母亲的病，只是这座岛上暗礁林立，非常危险，但阿明一想到母亲的病痛，就顾不得考虑那么多了。

阿明凭着高超的驾船技术，不畏艰险，终于顺利地在岛上找到了可以治病的草药。返回渔村后，阿明按时侍奉母亲服药，经过阿明的悉心照料，母亲的病很快就痊愈了。村里人十分敬佩阿明冒着生命危险采药为母治病的事。自此以后，村里的人将这种草药称为"丹参"，寓意为阿明对母亲的一片孝心。

19 乌骨鸡《中药大辞典》

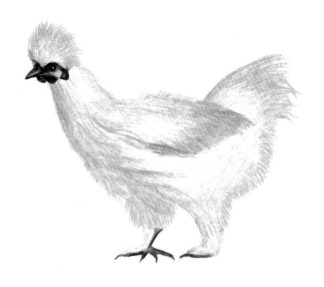

> 乌鸡白凤十全禽，性情温驯竹丝衣。
>
> 绒翼细羽毛爪骨，绿耳冠缨白胡须。
>
> 补肝固肾益气血，清热消渴化骨蒸。
>
> 祛火填虚解烦劳，停泻止痢缓崩中。

本品为雉科动物乌骨鸡的肉或除去内脏的全体，也称为乌鸡。原产于江西泰和县。乌骨鸡具有养阴退热的功效，可用于虚劳骨蒸羸瘦、消渴、脾虚滑泄、下痢口噤、崩中、带下的治疗。

【中药故事】

相传，华佗的母亲曾患有重病，一动就喘息不停。她自知命不久矣，就赶到华佗所在的地方与儿子道别，想见华佗最后一面。华佗含着热泪为母亲仔细诊治，发现母亲的脉象无力，时日不多。于是，华佗给母亲服用了人参汤，打算让母亲先回，自己安顿好身边患者就返乡尽孝。可是，令华佗吃惊的是，他到家后，竟然看到母亲的病已大好，精神了许多，心中十分疑惑。华佗赶忙叫来照顾母亲的堂兄，想问个究竟。后来才知道，母亲返家途中想喝鸡汤，堂兄立即买鸡炖汤，只是当时没有舍得卖自家母鸡的人，只有一只乌鸡可以卖。没有办法，堂兄买回了这只乌鸡，熬了鸡汤并伺候华佗母亲喝下，一连喝了好几天。令人没想到的是喝了鸡汤后的老太太竟然病好了大半。华佗听罢，恍然大悟，乌鸡本身就是一味中药。后来，因为乌鸡的药用功效，人们还将它做成各种药膳用于调理身体。

20 乌梢蛇《中国药典》

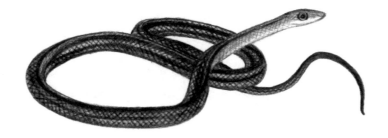

> 性善无妻心存义，瞳光至死显晶莹。
>
> 趋暖避寒喜幽静，尾细穿钱采佳宜。
>
> 驱恶化瘀消瘰疬，祛风通络止痉挛。
>
> 酒炙炒干乌蛇段，味甘性平入丹方。

本品为游蛇科动物乌梢蛇的干燥体。将夏季和秋季所捕捉的乌梢蛇的腹部剖开，或先剥皮留下头和尾，将内脏去除，盘成圆盘状后，干燥。乌梢蛇具有祛风、通络、止痉的功效，可用于风湿顽痹、麻木拘挛、中风口眼㖞斜、半身不遂、抽搐痉挛、破伤风、麻风、疥癣的治疗。

【中药故事】

相传，酒厂烧锅炉的小伙子突然出现四肢关节酸痛、行走困难的症状。酒厂老板以为小伙子残疾了，就狠心解雇了他。

小伙子十分难过，心想自己在酒厂工作这么久，吃苦耐劳，都没有喝过一次好酒就被残忍地辞退了，越想越感到心中悲凉。于是，一天夜里，小伙子悄悄来到酒厂后院，双手捧起一缸陈酒就喝，最后，醉躺在地上昏睡过去了。

黎明，等小伙子清醒过来，十分担心老板发现他偷喝陈酒，于是跳进了酒缸藏身。这时，正巧有人路过，以为小伙子误入酒缸，于是奋力将他救出。

谁知没过多久，小伙子浑身发痒，他像蜕壳的蝉一样，换了一层新皮，关节也不疼了。小伙子开心极了，再次回到酒厂，并告诉老板自己是因为喝了酒厂的陈酒身体才恢复的。老板听后，立即跑到后院找到那缸酒，竟发现里面有一条乌梢蛇。于是老板将这缸酒封存起来，作为专治风湿、疥癣的药酒。后人通过研究发现乌梢蛇有祛风、通络、止痉等功效，故被广泛地用于临床多种疾病的治疗中。

21 乌梅《中国药典》

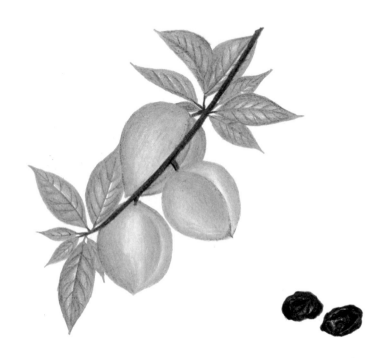

> 素雅青梅轻巧挂，暗香飘雪玉霞葩。
>
> 宝璐久望披玄色，炕焙日久守治则，
>
> 收敛生津缓泻痢，味酸性温入肝脾。
>
> 安蛔驱虫止呕吐，虚热烦渴转空无。

本品为蔷薇科植物梅的干燥近成熟果实，也称为酸梅。夏季果实近成熟时采收，低温烘干后闷至色变黑。乌梅具有敛肺、涩肠、生津、安蛔的功效，可用于肺虚久咳、久泻久痢、虚热消渴、蛔厥呕吐、腹痛的治疗。

【成语故事】

南朝宋文学家刘义庆撰写的文言志人小说集《世说新语》中有一个关于梅子的故事。话说曹操部队在行军途中，由于天气炎热，士兵们头顶着烈日一路前行，口渴得厉害，因此行军速度明显减慢。曹操非常担心士兵安危，也怕他们失去战斗力。他想了又想，忽然灵机一动，想到了一个绝妙的好办法。于是，曹操对士兵们说："前方有一片梅林，林子里的梅子又酸又甜，又大又好吃，我们快点走，吃梅子去。"士兵们听后，口水不由自主地流了下来，仿佛已经吃到了酸甜可口的梅子，步伐一下就加快了。正是因为士兵们心中有了梅林，看到了希望，很快他们就找到了水源。这个故事最后演化成为成语"望梅止渴"，指的是曹操利用士兵们对梅子生津作用的条件反射，给士兵以希望，从而鼓舞了士气。这则寓言告诉我们遇到困难要多想办法，克服困难，争取胜利。

故事中的梅子是青梅，5月间采摘。将青梅成熟的绿色果实，用小火或中火，温度控制在40℃左右按大小分开炕焙。焙至六成干时，上下翻动梅子，注意不要损坏梅子的表皮，使其均匀干燥。经过48～72小时的炕焙，直到梅子变成黄褐色，并且起皱的时候，再焖48～72小时，最终变成黑色，就是中药中使用的乌梅了。

22 巴豆《中国药典》

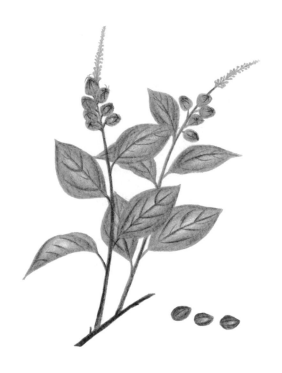

巴菽泻果愈喉痹，荛豆峻烈缓痢疾。

味辛性热入肠胃，蚀疮杀虫觅子实。

导气消积通关窍，健脾理中补虚劳。

开通闭塞泄壅滞，荡涤五脏泻寒积。

本品为大戟科植物巴豆的种子，也称为刚子。8～9月果实成熟时采收，晒干后，除去果壳，收集种子，晒干。巴豆具有泻寒积、通关窍、逐痰、行水、杀虫的功效，可用于冷积凝滞、胸腹胀满急痛、血瘕、痰癖、泻痢、水肿的治疗，外用可治疗喉风、喉痹、恶疮疥癣。

【中药故事】

传说，一位老太太腹痛腹泻五年有余，老人因常年被病痛折磨，身体十分虚弱。平日里，她只要一吃生冷、油腻的食物就腹泻。老太太家人听说名医李时珍可以治疗一些难治之症，就赶紧请来李时珍为老太太诊治疾病。通过诊断得知，老人的发病是由于冷积凝滞而导致的脾胃受损。李时珍立即让老太太服用50粒巴豆丸。巴豆是一味辛热有毒的泻药，老人家腹痛腹泻，以攻下药治泻下病，老太太的家人面面相觑，半信半疑。但看到名医如此坚持，也不便再说什么。其实巴豆不仅能够祛除肠道里的积滞，也可以用来止泻。果然，老太太服药后，连续两天都没有腹痛腹泻，面色也变得红润起来，最后竟奇迹般地痊愈了。从此，乡亲们对李时珍的医术佩服得五体投地，李时珍的名气也越来越大。

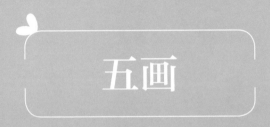

五画

23 甘草《中国药典》

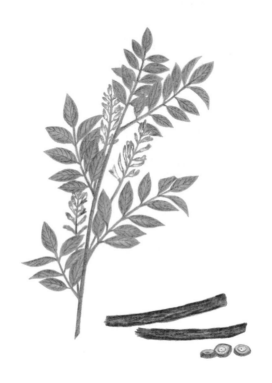

> 燮理阴阳尊国老，美草蜜甘秉辛劳。
>
> 和中缓急坚筋骨，润肺解妻清咽喉。
>
> 补益五脏调诸药，安魂定魄缓劳伤。
>
> 通经利血除烦满，温抚下气化疼痛。

本品为豆科植物甘草、胀果甘草或光果甘草的干燥根和根茎，又称为国老。春季和秋季采挖，除去须根，晒干。甘草具有补脾益气、清热解毒、祛痰止咳、缓急止痛、调和诸药的功效，可用于脾胃虚弱、倦怠乏力、心悸气短、咳嗽痰多、脘腹疼痛、四肢挛急疼痛、痈肿疮毒的治疗或用来缓解药物毒性及烈性。

【中药故事】

东汉末年医学家张仲景所著《伤寒杂病论》是一部论述外感病与内科杂病的医学典籍。后世注解它的《伤寒来苏集》一书中记载："甘草甘平，有安内攘外之能。"

甘草味甘性平。具有补脾益气、清热解毒、祛痰止咳、缓急止痛、调和诸药的功效。也正是因为甘草可以调和诸药，因此，甘草也被称为"国老"，是医家们的常用药物之一。甘草具甘平的特性，使得其在祛除外邪的同时，也调和了身体。同样的道理，"正气存内，邪不可干"，只有体内安和，正气旺盛，邪气才不容易侵犯人体。

"安内攘外"原指甘草的疗效，为中医的治疗理念，后来被相承沿用下来，成为成语，寓意只有安定内部，才能排除外来忧患。

24 甘蔗 《中药大辞典》

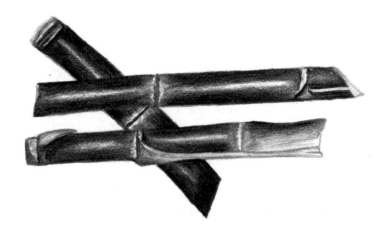

> 多年草本秆直立，粗壮坚实叶相依。
>
> 琼浆玉液甘露饮，润泽颜韵遇佳音。
>
> 除热和中消烦渴，平肝健脾缓燥咳。
>
> 息风养血强筋骨，生津止渴利喉咽。

本品为禾本科植物甘蔗的茎秆，也称为薯蔗。秋后采收，砍取地上部分。削去上部梢叶捆扎，放在阴暗不通风处，保持水分。具有清热、生津、下气、润燥的功效，可用于热病津伤、心烦口渴、反胃呕吐、肺燥咳嗽、大便燥结的治疗，且可解酒毒。

【经典名著】

南朝宋文学家刘义庆撰写的文言志人小说集《世说新语》中有一个关于顾恺之吃甘蔗的故事。顾恺之是晋代著名画家，曾担任大司马桓温的参军。有一次，他跟随桓温到江陵视察部队，当地官员送来一些江陵特产甘蔗，供众人一起品尝，甘蔗清甜爽口，大家纷纷赞不绝口。这时，大司马桓温注意到顾恺之并没有吃甘蔗，而是静静地望着远处美丽的风景。于是，桓温便将一根长长的甘蔗的尾部塞进了顾恺之的嘴里，令众人吃惊的是，顾恺之非但没发现，还嚼得津津有味，众人见状都笑了起来。等顾恺之回过神来，神情自若地告诉众人他这样吃甘蔗是有原因的，如果先从甘蔗尾部不甜的地方吃起，就会越吃越甜，这叫作"渐入佳境"。从此，"渐入佳境"这个成语就被流传开来，比喻境况逐渐好转或兴趣逐渐浓厚。

25 石见穿《中药大辞典》

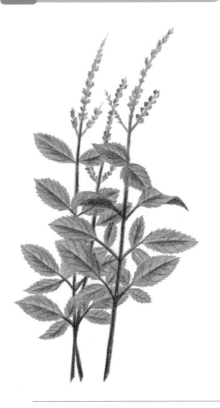

> 一年草本茎直立，单叶呵守复叶依。
>
> 紫参夜映月下红，利湿镇咳淋沥终。
>
> 清热解妻抑黄疸，消肿散结愈肝炎。
>
> 活血镇痛祛疖肿，微苦性平调经通。

　　本品为唇形科植物紫参的全草，也称为月下红。夏至到处暑间采收。石见穿具有活血化瘀、清热利湿、散结消肿的功效，可用于月经不调、痛经、经闭、崩漏、便血、湿热黄疸、热毒血痢的治疗。

【中药故事】

　　相传，一位老郎中在山里采药，累了便坐在一块大青石上休息，不经意间，他发现石头上有许多小坑。老郎中觉得奇怪，抬头一看，发现大青石上长着几棵小草，小草上的露珠正好滴到了大青石上。老郎中想：这大青石上的小坑应该是下雨时小草叶子上滴落的雨水日积月累形成的，真是水滴石穿啊！老郎中出于好奇，采了一些这种小草，想试试它们是否可以用来治疗疾病。经过多次实践，老郎中发现小草果然具有很多功效，可以用于月经不调、痛经、经闭、崩漏、便血、湿热黄疸、热毒血痢的治疗。于是，老郎中给这种小草起名为石见穿。从此以后，石见穿这味中药的功效就被流传开来了。

26 龙眼肉《中国药典》

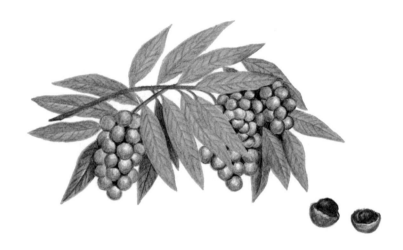

> 冰魂雪魄玲珑透，肇秋素玉累累收。
>
> 莹润醇美龙眼果，延年驻容岁岁高。
>
> 益气养血安惊悸，补心育脾缓虚劳。
>
> 味甘性温消浮饮，丰肌润颜助苏息。

本品为无患子科龙眼属植物龙眼的假种皮，也称为桂圆。夏季和秋季采收成熟果实，干燥，除去壳、核，晒至干爽不黏。龙眼肉具有补益心脾、养血安神的功效，可用于气血不足、心悸怔忡、健忘失眠、血虚萎黄的治疗。

【民风民俗】

冬至是二十四节气之一，浙江嘉兴有冬至夜吃桂圆烧蛋的习俗，寓意甜蜜暖和一整年。桂圆烧蛋的具体做法：先将桂圆去皮，然后与大枣一起放入水中煮，待开锅后，再小火慢炖一刻钟，最后将鸡蛋打入桂圆汤中，加入糖，等到鸡蛋煮熟后，一锅营养丰富的桂圆烧蛋就做好了。鸡蛋具有滋阴润燥、养血安胎的功效，桂圆有补益心脾、养血安神的功效，两者合用，不仅可以补益人体气血，还能起到养血安神的作用。在冬至夜里，一家人围坐在一起，吃上一碗桂圆烧蛋，便会顿时觉得甜到了心里，暖在了身上。

27 生姜《中国药典》

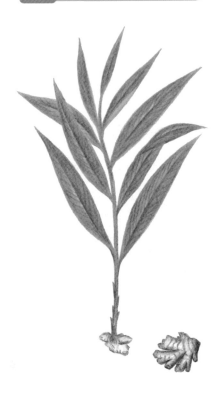

> 芬芳如雪花似蝶，清灵幽槭谪仙家。
>
> 雾露润湿莫眷顾，山岚之邪勿恋眼。
>
> 冬补莱菔夏喷姜，早用百病一扫光。
>
> 散寒发热消痰咳，温胃止呕和中焦。

本品为姜科植物姜的新鲜根茎，也称为百辣云。秋季和冬季采挖，除去须根和泥沙。生姜具有解表散寒、温中止呕、化痰止咳、解鱼蟹毒的功效，可用于风寒感冒、胃寒呕吐、寒痰咳嗽、鱼蟹中毒的治疗。

【中药故事】

相传尝百草辨药性的神农氏，有一次在山上采药时误食了有毒植物，腹中剧痛，最后晕倒在树下。等他慢慢苏醒过来时，闻到了一股浓浓的香气，定睛一看，只见一丛尖叶子青草在清风中摇曳。神农氏凑近一闻，没想到这一闻，头也不晕了，胸也不闷了。于是，他顺手拔了一棵，把青草根放在嘴里嚼，微微的香辣味道中还夹杂着清凉感。过了一会儿，他的肚子开始咕咕作响，泄泻过后，身体就全好了。这种神奇的尖叶子青草使神农氏起死回生，也因为神农氏姓姜，故后世之人就将这尖叶子青草的根茎称为"生姜"。后人通过研究，发现生姜除了能够解毒以外，还具有解表、止呕、止咳等很多功效。

28 白果《中国药典》

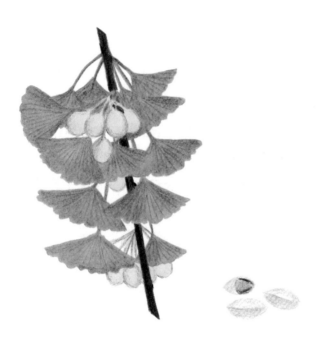

> 落叶乔木公孙树，银杏子实佛指柑。
>
> 上敛肺金除咳逆，下行湿浊化痰涎。
>
> 补气养心生肌肉，排脓拔毒消疮瘤。
>
> 益肾滋阴除烦满，觅寻良方白果干。

本品为银杏科植物银杏的种子，也称为白果仁。10 ~ 11月采收成熟果实，堆放地上，或浸入水中，使肉质外种皮腐烂，洗净，晒干。白果具有敛肺气、定喘嗽、止带浊、缩小便的功效，可用于哮喘、痰嗽、白带、白浊、遗精、淋病、小便频数的治疗。

【中药故事】

传说，地主家有位叫白果的放牛娃，平日里饱受地主欺辱。一天，白果在河边捡到一个果核，因为从小家贫，也没有什么玩具，白果手捧着果核，喜欢得不得了，玩了很久都舍不得扔掉。最后，白果将果核种在了他经常去放牛的河边，每天放牛时都去看看。

几年后，小果核长成了一棵参天大树，一到秋天，树上就会结满黄色的果实，非常美丽。白果将一些果子的果核取出，准备在合适的时间再种上几颗这样的大树。忽然有一天，白果咳嗽不止，吃了很多药都不管用，地主一看白果病了数月都不见好，就把白果撵出了家门。白果难过极了，带着收集的果核，来到大树下，又累又饿的他，靠着树干睡着了。半夜里，白果被饿醒，实在没有吃的，可怜的孩子取出果核，用石块碾成细末，一点一点地吃了下去。奇怪的事情发生了，吃了果核后，白果的嗓子也不疼了，痰也没有了。白果开心地手舞足蹈，并将这件事告诉了乡亲们。大家为了感谢这位可爱的小男孩，就将这种具有敛肺气、定喘嗽功效的果核起名为"白果"。后来，白果被纳入止咳平喘药。

29 白鸭肉 《中药大辞典》

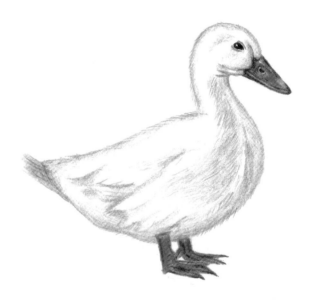

> 口涎热服化鱼骨，鸭肉消肿利水淋。
>
> 距掌喙壳通经络，翎羽化灰敛疮伤。
>
> 伴苇游弋对啜饮，前程似锦馈美禽。
>
> 补益气阴缓虚劳，和胃消食健中焦。

本品为鸭科动物家鸭的肉，也称为鹜肉。白鸭肉具有滋阴养胃、利水消肿的功效，可用于痨热骨蒸、咳嗽、水肿的治疗。

【民风民俗】

据说元代末年，朱元璋计划起义，联络暗号为"驱元兵，杀鞑子"，谁知走漏了风声，元兵先从江南核心区域南京开始搜查，南京百姓为了保护起义军，便将"驱元兵，杀鞑子"的联络暗号改为了"吃月饼，杀鸭子"。元兵搜查质问百姓时，百姓们异口同声地告诉元兵，南京人有过八月节的习俗，家家户户都要吃月饼、杀鸭子过节。元兵听后信以为真，乐呵呵地撤兵了。就这样，南京百姓用智慧消除了一场战争。后来，朱元璋在南京做皇帝后，为了感谢当年百姓的帮助，下令在往后的中秋节里，家家户户都要吃月饼、杀鸭子过节。加之鸭肉本身就有滋阴养胃、利水消肿的功效，当地中秋节"吃月饼、杀鸭子"的习俗就流传开了。

30 白鲜皮《中国药典》

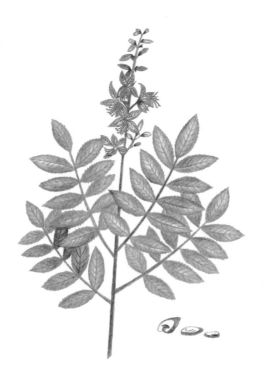

> 多年草本茎直立,羽状复叶互依栖。
>
> 白鲜翠翎玉紫锦,遇于山坡丛林间。
>
> 苦咸性寒入脾胃,利道宽肠疗风疮。
>
> 燥湿抚痰解痛痹,退黄通脉安四肢。

本品为芸香科植物白鲜的根皮，也称为北鲜皮。北方于春季和秋季采收，南方于夏季采收。挖出后，洗净泥土，除去须根及粗皮，乘鲜时纵向剖开，抽去木心，晒干。白鲜皮具有祛风、燥湿、清热、解毒的功效，可用于风热疮毒、疥癣、皮肤痒疹、风湿痹痛、黄疸的治疗。

【经典名著】

明代著名医药学家李时珍所著的《本草纲目》是中国第一部药典，其中关于白鲜皮的记载为："气寒善行，味苦性燥，为诸黄风痹要药，世医止施之疮科，浅矣。"白鲜皮清热燥湿的功效十分显著，对湿热蕴蒸导致的黄疸、风湿痹痛、疮毒都有很好的疗效。《本草纲目》中还有关于白鲜皮名字由来的记载："鲜者，羊之气也。此草根白色，作羊膻气，其子累累如椒，故有诸名。"白鲜皮，根部为白色，有羊膻味，又名羊鲜草。白色对应中医五脏（肝、心、脾、肺、肾）中的肺，肺主皮毛。白鲜皮善于祛风，能治疗各种皮肤痒疹，是一味重要的清热燥湿药。

31 冬虫夏草《中药大辞典》

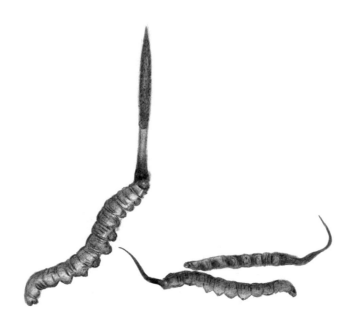

> 默默无闻匿凡体，深藏若虚隐根基。
>
> 高山积雪待融时，探寻子座觅良医。
>
> 止血化痰愈痨喘，保肺固肾壮元阳。
>
> 健腰壮膝补亏损，秘精益气缓虚劳。

本品为麦角菌科植物冬虫夏草菌的子座及其寄主蝙蝠蛾科昆虫虫草蝙蝠蛾等的幼虫尸体的复合体，也称为虫草。冬虫夏草具有补虚损、益精气、止咳化痰的功效，可用于治痰饮喘嗽、虚喘、痨嗽、咯血、自汗盗汗、阳痿遗精、腰膝酸痛、病后久虚不复的治疗。

【科普知识】

冬虫夏草名字的起源和它的采挖时间有着密切的关系，待到每年夏至时期，山中的积雪还没有完全融化时采挖。因为这个时候，冬虫夏草的草头部分显露在积雪之上，也就是"夏草"。如果错过这个时期，积雪融化，夏草部分在杂草中将很难被发现，非常不利于采挖，而且"冬虫"也会随着时间的推移慢慢地枯萎，冬虫夏草也就失去药用价值。当采药人挖出冬虫夏草后，会除去它表面的泥土，晒干，然后用黄酒喷，使它湿润变软，整理平整后烘干。也正是因为冬虫夏草有"夏草"露在泥土之外，又有"冬虫"隐在泥土之中，所以这味珍贵的中药被称为"冬虫夏草"。

由于夏至时期是冬虫夏草的最佳采挖季，因此，每年只有夏至前后这一段时间可以采挖。采药人背上采药工具，甚至住在山上，不辞辛苦，就是为了在最合适的时间采挖到新鲜的冬虫夏草。这味珍贵的中药在西藏地区被百姓亲切地称为"神仙草"，具有补虚损、益精气、止咳化痰的功效。

32　丝瓜络《中国药典》

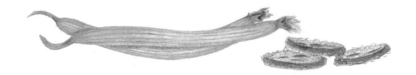

> 一年攀援丝瓜筋，茎须粗壮叶对心。
>
> 通乳发痘解妻气，味甘性凉利水湿。
>
> 疏肝活络安痹痛，通经开闭化肿痈。
>
> 清热豁痰缓胸恙，止血平崩敛痛疮。

本品为葫芦科植物丝瓜成熟果实的网状纤维或粤丝瓜的枯老果实，也称为丝瓜壳。秋季采取枯老的果实，搓去外皮及果肉，或用水浸泡至果皮和果肉腐烂，取出洗净。除去种子，晒干，称"丝瓜络"。丝瓜络具有通经活络、清热化痰的功效，可用于胸胁疼痛、腹痛、腰痛、睾丸肿痛、肺热痰咳、妇女经闭、乳汁不通、痈肿、痔漏的治疗。

【中药故事】

相传，有个姑娘特别喜欢吃丝瓜，当丝瓜成熟时，她每天都吃。后来，姑娘结婚了，婚后一年，她有了身孕，依旧保持着每天吃丝瓜的习惯，但吃了一段时间后，腹泻很严重。姑娘十分害怕，找医生为她诊治，医生告诉她丝瓜属于凉性食物，吃多了就会导致腹泻。姑娘听后，尽管心里特别难过，但为了孩子，还是控制了自己对丝瓜的喜好，不再食用。

吃不成丝瓜的姑娘开始变得郁郁寡欢，生完孩子的她也因为抑郁而乳汁少之又少。家人十分着急，带她看了许多医生，但是都没有明显的效果。最后，一位老中医知道了到她对丝瓜的特殊喜好后，给她开的药方竟是丝瓜。这时并不是丝瓜成熟的季节，所以根本没有新鲜的丝瓜可以食用。姑娘的家人请教老中医后，改成用丝瓜络熬汤给姑娘喝。姑娘喝到了心心念念的丝瓜络汤后，开始有了笑容，病情也逐渐好转。就这样过了半个月，姑娘的面色变得红润，乳汁也增多了。原来，丝瓜络具有通经活络的功效，可以治疗妇女经闭和乳汁不通。

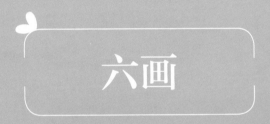

六画

33 西瓜《中药大辞典》

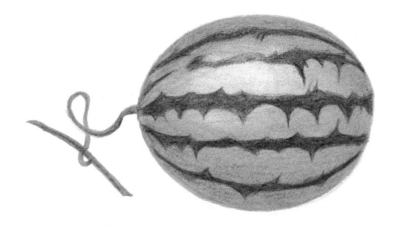

> 蔓生草本茎细弱，嫩枝微毫叶对生。
> 仙露琼浆滋肺腑，碧玉流霞九酿浆。
> 祛热解暑除烦渴，宽中下气消痢疾。
> 寒凉增津利小便，味甘爽新清瘰疬。

本品为葫芦科西瓜属植物西瓜的果瓤，也称为夏瓜。6 ～ 8
月采收成熟果实，一般鲜用。西瓜具有清热利尿、解暑生津的
功效，可用于暑热烦渴、热盛津伤、小便不利、喉痹、口疮的
治疗。

【名人轶事】

清代慈禧太后十分喜爱西瓜，据说当年还专门为慈禧太后
建了一个瓜园。每年西瓜成熟，都要隔三岔五地给宫里送西瓜。
到了入伏前后，还专门用冰窖的冰块给西瓜降温。因为慈禧太
后吃西瓜只吃中心的一点最甜的部分，因此宫中每天需要消耗
大量西瓜。慈禧太后最爱吃的一道菜是将西瓜瓤儿掏出，把鸡
丁、新鲜莲子、龙眼等食物放进西瓜盅内隔水炖。西瓜清热利
尿，解暑生津，和鸡丁、莲子、龙眼等食材一起制作药膳，在
炎热的夏季食用，可以清心沁脾，清热开胃。

34 地黄《中国药典》

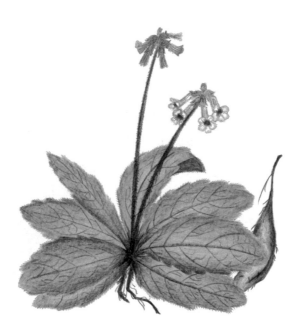

> 清热生津鲜地黄，烘焙养阴得良方。
> 化渴止衄抚斑疹，补阴缓劳消骨蒸。
> 养血填髓疗肝肾，浸蒸九晒得酒温。
> 益火之源消阴翳，壮水之主制阳光。

本品为玄参科植物地黄的新鲜或干燥块根，也称为山烟根。秋季采挖，除去芦头、须根及泥沙，鲜用，或将地黄缓缓烘焙至约八成干。前者习称"鲜地黄"，后者习称"生地黄"。鲜地黄具有清热生津、凉血、止血的功效，可用于热病伤阴、舌绛烦渴、温毒发斑、吐血、衄血、咽喉肿痛的治疗。生地黄具有清热凉血、养阴生津的功效，可用于热入营血、温毒发斑、吐血衄血、热病伤阴、舌绛烦渴、津伤便秘、阴虚发热、骨蒸劳热、内热消渴的治疗。熟地黄具有补血滋阴、益精填髓的功效，可用于血虚萎黄、心悸怔忡、月经不调、崩漏下血、肝肾阴虚、腰膝酸软、骨蒸潮热、盗汗遗精、内热消渴、眩晕、耳鸣、须发早白的治疗。

【中药故事】

明代杰出医学家，温补学派的代表人物张景岳著有《景岳全书》《类经》《类经图翼》等医学著作。张景岳因善用熟地黄，人们亲切地称他为"张熟地"。鲜地黄、生地黄、熟地黄功效并不一样，其中熟地黄具有补血滋阴、益精填髓的功效，属于补虚药，适用范围非常广泛。

阴根于阳，阳根于阴，中医学阴阳属性中的阴阳互根理论是指阴阳之间相互依存，互为根据和条件。在助阳剂中，适当地加几味滋阴的药物，可以起到阴中求阳的作用。张景岳认为阴中求阳，阳可以借助阴化生而没有穷尽，所以可以将滋阴药熟地黄与补阳药配伍使用，以助阳生。

35 当归《中国药典》

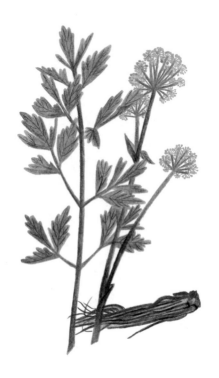

> 三分白蕲皆佳品，马尾当归聚伞开。
>
> 多年草本茎直立，甘辛性温入心脾。
>
> 养血破宿缓痛痹，调益荣卫化水湿。
>
> 润燥滑肠补五脏，滋养生肌疗金疮。

本品为伞形科植物当归的干燥根，也称为秦归。秋末采挖，除去须根和泥沙，待水分稍蒸发后，捆成小把，上棚，用烟火慢慢熏干。当归具有补血活血、调经止痛、润肠通便的功效，可用于血虚萎黄、眩晕心悸、月经不调、经闭痛经、虚寒腹痛、风湿痹痛、跌仆损伤、痈疽疮疡、肠燥便秘的治疗。

【中药故事】

当归是一味具有补血活血、调经止痛、润肠通便功效的中药，属补虚药。当归的适用范围非常广泛，所以深受历代医家的喜爱。在由西晋史学家陈寿所著的一部纪传体断代史的经典名著《三国志》中，还记载着一个与中药当归有关的小故事。故事讲的是东汉末年名将太史慈重情重义，擅长射箭，武艺超群。曹操为惜才之人，听说太史慈后，心中十分喜爱，全然不顾太史慈是在他对手麾下任职，派人送信给太史慈。太史慈打开一看，只有一味中药"当归"，寓意曹操对太史慈的欣赏，希望太史慈归降。侠肝义胆的太史慈，虽然明白了曹操的用意，但并未归降。

36 肉桂《中国药典》

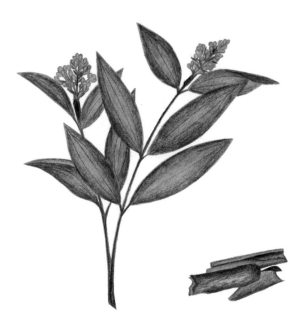

> 治沉寒冷消风喑，填下焦亏补不足。
>
> 引火归原止自汗，祛邪助阳固精宫。
>
> 散寒止痛温经脉，利血化脓解蛇妻。
>
> 破瘀癖瘕清瘀血，通窍明目暖腰膝。

本品为樟科植物肉桂的干燥树皮，也称为玉桂。大多在秋季剥取，阴干。肉桂具有补火助阳、引火归原、散寒止痛、温通经脉的功效，可用于阳痿宫冷、腰膝冷痛、肾虚作喘、虚阳上浮、眩晕目赤、心腹冷痛、虚寒吐泻、寒疝腹痛、痛经经闭的治疗。

【中药故事】

传说，"中国古代四大美女"中的西施，有一次在吟唱时，感觉咽喉十分疼痛，于是用了一些清热泻火的药物治疗。但是让人苦恼的是，只要一停药，旧病就会复发。后来，一位名医为西施进行诊治，名医开出的药方十分奇怪，他嘱咐西施用大剂量的肉桂进行治疗。西施咽喉肿痛溃烂本是热症，肉桂味辛性热，如何治疗疾病呢？西施姑娘也有些疑惑，但依然选择了相信医生，她遵照医嘱，服用了一段时间肉桂，咽喉疼痛的症状果然消失了。原来西施姑娘是因为虚寒所导致的咽喉疾病，肉桂具有引火归原、助阳散寒的功效，正好可以治疗西施的咽喉疾病。

37 竹荪《食疗本草》

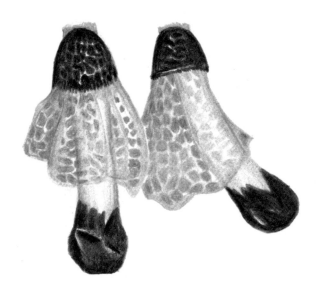

> 翠林竹海腐中孕，清脆腴美草八珍。
>
> 雪裙仙子芙蓉韵，地下精灵午前寻。
>
> 味甘性凉宁神志，滋养扶益助息栖。
>
> 清热利湿缓痢疾，补气养阴润肺金。

　　本品为鬼笔科竹荪属真菌，是寄生在枯竹根部的一种隐花菌类，也称为竹参。竹荪形状略似网状干白蛇皮，它有深绿色的菌帽，雪白色圆柱状的菌柄，粉红色的蛋形菌托，在菌柄顶端有一围细致洁白的网状裙从菌盖向下铺开。竹荪具有补气养阴、润肺止咳、清热利湿的功效，可用于肺虚热咳、喉炎、痢疾、白带、高血压、高脂血症的治疗。

【科普知识】

　　四川南部宜宾蜀南竹海的"全竹宴"远近闻名。"全竹宴"根据不同的时令，用竹子的不同部分做成素雅醇香的美味食品。竹荪是"全竹宴"中最为重要的一种食材，它味道鲜美，营养丰富，可烹调成多种菜肴，与肉炖、炒鲜嫩爽滑，制成清汤回味悠长。竹荪不仅是"全竹宴"的特色食材，它还是一味具有补气养阴、润肺止咳、清热利湿功效的中药。因此，竹荪深受百姓喜爱。

38 合欢花《中国药典》

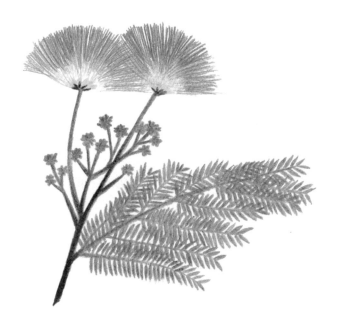

> 珠联璧合轻飞羽，怡人清香化烦忧。
>
> 惠风云抚悦天和，坚贞不渝夜合欢。
>
> 养血理气化瘀痛，味甘性平入心肝。
>
> 清心助眠安神志，活络解郁愈眼疾。

本品为豆科植物合欢的花或花蕾，也称为夜合花。6月花初开时采的花称合欢花，花未开时采的花蕾称合欢米，除去枝叶，晒干。合欢花具有疏郁、理气、安神、活络的功效，可用于郁结胸闷、失眠、健忘、风火眼疾、视物不清、咽痛、痈肿、跌打损伤疼痛的治疗。

【中药故事】

传说，虞舜南巡九嶷山（今湖南宁远县）而亡，娥皇与女英两位妃子寻遍湘江也没有见到自己的夫君，最终泪尽而亡。后来，百姓们用花瓣如丝、一蒂所出、丝丝皆指同心的合欢花来喻指他们美好的爱情，合欢花也被称为"同心花"，即"树为'合欢'，花结'同心'"。从此以后，古人常以此树表示忠贞不渝的爱情，也有了在宅第园池旁栽种合欢树的习俗，寓意夫妻恩爱，家人和睦。除了寓意美好的爱情，合欢花还是一味安神良药。

39 阳桃 《中药大辞典》

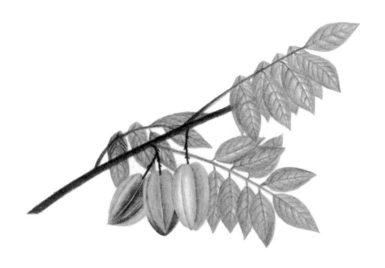

> 青黄润绿阳桃果，五棱若刻挂青衣。
>
> 蜜渍甘酢琼浆饮，恬沁脆软玉冰心。
>
> 利水生津消烦渴，清热解妻止嗽咳。
>
> 通淋克疟化岚瘴，疏滞凉血愈口疮。

本品为酢浆草科五敛属植物，也称为杨桃。以根、枝、叶、花及果实入药，根、枝、叶全年可采，春末夏初采花，秋季采果，鲜用或晒干。阳桃具有清热、生津、利水、解毒的功效，可用于风热咳嗽、烦渴、口糜、牙痛、石淋的治疗。

【妙笔生花】

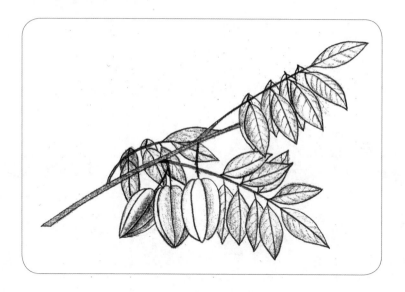

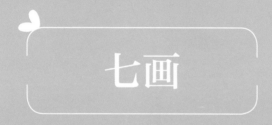

七画

40 赤小豆《中国药典》

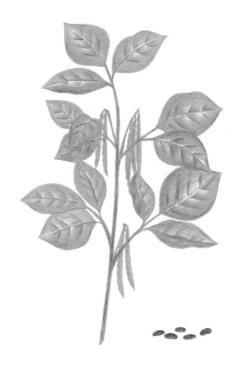

> 赤色小豆心之谷，散恶除烦安心神。
>
> 治水补中消壅滞，健脾养胃清燥湿。
>
> 利道消肿除胀满，解妻排脓祛痈疮。
>
> 缩气行风坚筋骨，理热通经和血分。

本品为豆科植物赤小豆或赤豆的干燥成熟种子。秋季果实成熟而未开裂时拔取全株，晒干，打下种子，除去杂质，再晒干。赤小豆具有利水除湿、和血排脓、消肿解毒的功效，可用于水肿、脚气、黄疸、泻痢、便血、痈肿的治疗。

【中药故事】

传说，北宋仁宗年间，皇帝赵祯有一次早上起床时，感觉耳朵下方非常疼，摸了摸还有些肿。御医们急忙赶来仔细检查皇帝的两颊，最后得出结论：皇帝得了痄腮（腮腺炎），是由于风湿毒邪所致。御医们为皇帝赵祯治疗了几天，但皇帝的病并未好转，两颊反而肿得更厉害了。皇帝大怒，痛斥御医医术差。

一天，有位大臣推荐请民间郎中入宫为皇帝治病，由于没有更好的办法，皇帝只好将信将疑地派人请来了民间郎中。民间郎中为赵祯诊查后，将赤小豆研磨成粉，用水调成糊状，贴在了皇帝又肿又痛的两颊。没想到几天后，皇帝的痄腮竟然被治愈了。从此以后，赤小豆利水除湿、和血排脓的功效就被流传开来了，这位为皇帝诊治疾病的民间郎中也因此名声大噪，患者都争先恐后地请他为自己治疗疾病。

41 芸苔子 《中药大辞典》

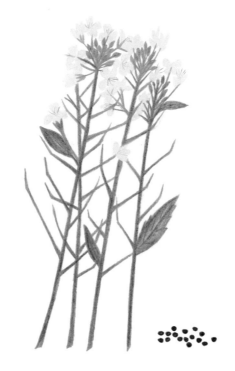

> 明前珍藏桃花酿，桃花缤尽杏花殇。
>
> 冰清素洁梨花续，梨花自惨芸薹芳。
>
> 油菜子实清虚胀，行滞破冷散肿结。
>
> 滑肠通道止血痢，素金明目消疮痈。

本品为十字花科芸苔属植物油菜的种子，也称为油菜子。初夏果实成熟时采收，晒干。芸苔子具有行气祛瘀、消肿散结的功效，可用于痛经、产后瘀血腹痛、恶露不净的治疗。

【名人轶事】

油菜不仅是良好的经济作物，同时，油菜的种子，也称芸苔子，也是一味具有行气祛瘀、消肿散结功效的药物，因此，杂交油菜育种工作一直以来备受国家重视。华中农业大学教授、中国工程院院士、第三世界科学院院士傅廷栋，60 余年来一直专注于杂交油菜育种。傅廷栋院士带领团队培育了近 60 个油菜品种，被称为"世界杂交油菜之父"。学生亲切地称傅廷栋为"下田上瘾的人"。每年油菜开花时傅廷栋都会下田和学生们一起在田里工作，假期带学生去进行实地考察。几十年如一日，傅廷栋坚持在田间地头、生产一线工作和进行科学研究，帮助农民脱贫致富，还为国家培养了大量栋梁之材。

42 芦荟《中国药典》

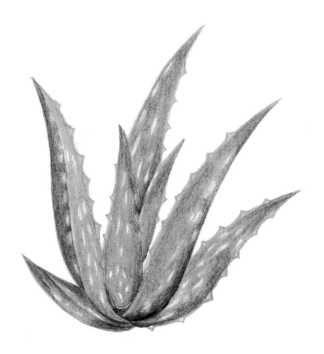

> 多年草本短根嗣，叶簇茎顶肥多汁。
> 翠羽芦荟花疏散，化燥通经峻下方。
> 镇肝祛风清心热，疗疳杀虫除火妻。
> 聪耳明目消牙肿，止渴生津解烦忡。

本品为百合科植物库拉索芦荟、好望角芦荟或斑纹芦荟叶中的液汁经浓缩的干燥品，也称为卢会。全年可以采收。割取叶片，收集其流出的液汁，放入锅内熬成稠膏，倾入容器，冷却凝固。芦荟具有清热、通便、杀虫的功效，可用于热结便秘、妇女经闭、小儿惊痛、疳热虫积、癣疮、痔瘘、萎缩性鼻炎、瘰疬的治疗。

【科普知识】

芦荟是一味具有清热、通便、杀虫功效的中药，为库拉索芦荟、好望角芦荟或斑纹芦荟经液汁浓缩后的干燥品。其中库拉索芦荟主产于南美洲北岸附近的库拉索等岛屿，在中国也有栽培。斑纹芦荟在中国福建、台湾、广东、广西、四川、云南等地区均有栽培。好望角芦荟主产于南非共和国的开普州。通过研究发现库拉索芦荟还具收缩毛孔、软化角质、淡化细纹、缩水保湿、美白、预防脱发等较强的美容功效，被广泛应用于美容行业之中，因此，深受当代女性青睐。

43 芭蕉花《中药大辞典》

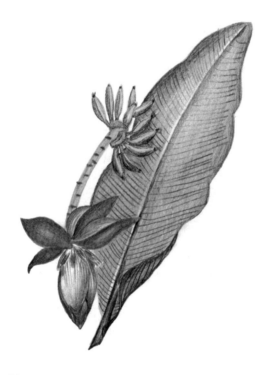

> 冰润紫莲吐金蕊，青罗肩羽映彩霞。
>
> 沁怡凝露依唇齿，珠翠之珍慰布衣。
>
> 清凉散血止痢疾，味甘暖胃解瘀积。
>
> 平肝和瘀通经脉，宽胸利膈软结坚。

　　本品为芭蕉科植物芭蕉的花蕾或花。芭蕉花具有化痰软坚、平肝、化瘀、通经的功效，可用于胸膈饱胀、脘腹痞满、吞酸反胃、呕吐痰涎、头目昏眩、心痛怔忡、妇女经行不畅的治疗。

【名人轶事】

　　芭蕉一身都是宝，芭蕉根、芭蕉叶、芭蕉花、芭蕉油都是中药，其中芭蕉花不仅美丽娇艳，还可以用于脘腹痞满、呕吐痰涎、头目昏眩、妇女经行不畅的治疗。关于芭蕉花，还有一篇由现代著名文学家、历史学家、古文字学家郭沫若先生所写的感人散文——《芭蕉花》。文中描述的是郭沫若先生小时候偷摘芭蕉花给母亲治疗头晕的故事。母亲因为长期辛劳，经常感觉头目昏眩，每次发病的时候，她都吃不下东西，喝不了水。郭沫若先生听说芭蕉花可以治母亲的病，于是，母亲每次生病的时候，郭沫若都会用芭蕉花来为她治病。有一次，母亲发病时，郭沫若心里着急，就和哥哥去偷摘给神灵供奉的芭蕉花。后来，母亲知道后，非常生气地处罚了他们，郭沫若并没有感到委屈，反而因为惹母亲生气，拿走供奉给神灵的祭品而自责。

44 杜鹃 《中药大辞典》

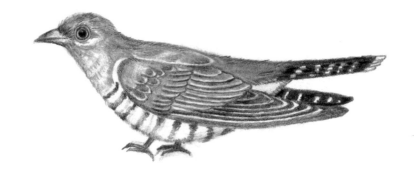

> 煌煌子规青灰羽，阔林柳丛水边栖。
>
> 杜鹃花丛杜鹃啼，五声一度鸣不息。
>
> 滋养补益通经络，活血止痛利关节。
>
> 解妻杀虫扶跌醒，味甘性平入心经。

　　本品为鹃形目杜鹃科大杜鹃、四声杜鹃、小杜鹃、中杜鹃，以去内脏的全体入药，也称为大杜鹃。杜鹃具有消瘰、通便、镇咳的功效，可用于淋巴结结核、便秘、百日咳的治疗。

【妙笔生花】

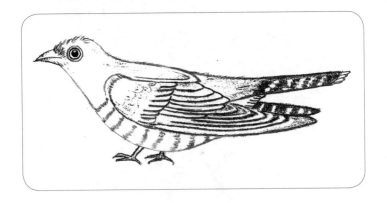

45 杏子 《中药大辞典》

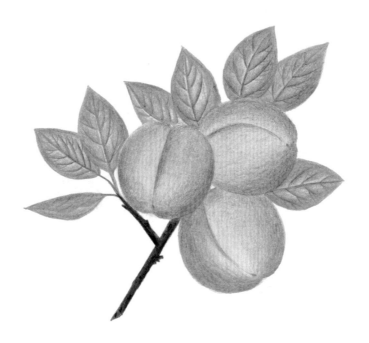

> 黄梅青柰甜沙果，甜美馨香醉心脾。
>
> 金璐硕实遇清和，云蒸霞蔚艳仲春。
>
> 肃金润肺定咳喘，味甘性温入肺心。
>
> 添津止渴化暑热，补血滋阴固元精。

本品为蔷薇科杏属植物杏、山杏等的果实，也称为甜梅、杏果、杏实。6～7月果实成熟时采收，鲜用或晒干。杏子味道酸甜可口，具有润肺定喘、生津止渴的功效，可用于肺燥咳嗽、津伤口渴的治疗。

【成语故事】

《太平广记》记载，东汉建安年间，有一位著名的中医，名叫董奉。董奉的医术十分高明，有一次，交州刺史杜燮中毒，挣扎在死亡边缘已经整整三天，董奉来了后将三粒药丸放入杜燮口中，用水服下，杜燮半天后就好转了。

董奉给人看病还有一个特点，他从来不收取钱财，只让患者来种杏树，只要患者来找他看病，他就会让得了重病而又被治愈的患者种五棵杏树，让那些病情轻微而被治愈的患者种一棵杏树。时间过去了一年又一年，董奉治愈的患者不计其数，他园子里的杏树也长成了一片杏林，每到杏子成熟的季节，累累红杏挂满枝头，灿烂夺目。

杏子既是酸甜怡人的水果，还是一味具有润肺定喘、生津止渴功效的中药，深受百姓喜爱。于是，董奉又在林中立了一块牌子，上面写道：如果想买杏，不用给钱，拿一罐谷子倒进仓房，换一罐杏就可以了。后来当地闹饥荒，董奉就用他储存的谷子救济了好多灾民。董奉高明的医术和不计名利、乐善好施的高尚品格渐渐流传开来，成为一段佳话，他的杏林也演化成一个成语，叫"杏林春暖"。

46 杧果《中药大辞典》

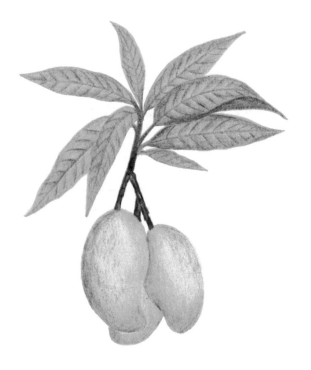

> 青衣翠羽碧满园，流光溢彩射金轩。
> 盼得佳期采蜜杧，柔糯多汁润颐香。
> 生津解渴益胃气，甘酸性凉入肾脾。
> 停呕止晕通经脉，和中利尿营卫汤。

本品为漆树科杜果属植物杜果的果实，也称为芒果、马蒙。全年采叶，夏季和秋季采果。其果、果核具有止咳、健胃、行气的功效，可用于咳嗽、食欲不振、睾丸炎、坏血病的治疗；叶具有止痒的功效，外用可治疗湿疹瘙痒。

【名人轶事】

杜果既是一种美味的热带水果，还是一种具有止咳、健胃、行气等药用功效的中药。关于杜果，还有一个感人的故事，1968 年，毛主席收到巴基斯坦代表团的一些杜果，毛主席随即就将这些杜果转送给了工人们。大家为了让每个人都感受到毛主席的关爱，便将杜果送往全国巡展。因为杜果不易存放，人们便用蜡做成各种杜果模型，于是各式各样的杜果模型就出现了，有的甚至大得像冬瓜。有关单位组织谱写了歌曲，有个卷烟厂还生产了"芒果"牌香烟。大家都用不同的方式表达了对毛主席的尊敬与爱戴。

47 李子《中药大辞典》

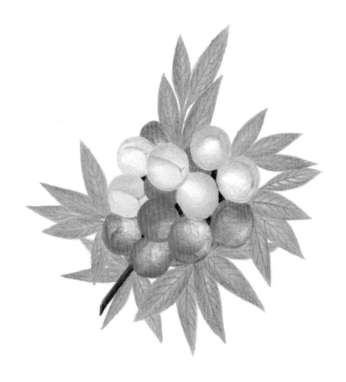

落叶蔷薇嘉庆子，滋水涵木寻李实。

清肝涤热利水道，酸敛苦降补虚劳。

治风活血阻湿戚，生津消渴除骨蒸。

调中破瘀除痼热，益气导滞化食积。

本品为蔷薇科李属植物李的果实，也称为李子。7～8月果实成熟时采摘，鲜用。李子具有清热生津的功效，可用于虚劳骨蒸、消渴的治疗。

【经典名著】

李子是大家所熟知的水果，它不仅酸甜可口，营养丰富，还具有清热生津的药用功效，因此而深受百姓喜爱。

南朝宋文学家刘义庆撰写的文言志人小说集《世说新语》中还有一个关于李子的小故事。

故事讲竹林七贤中的王戎从小就聪慧过人，一次，他和小伙伴们一起在路边玩耍。当小伙伴们看到路边结满果子的李子树，便争先恐后地想办法摘李子。王戎看到后却纹丝未动，静静地看着大家，小伙伴们都很好奇王戎为什么不去摘李子。后来大家听王戎讲才明白，这李子树长在路边，结了那么多李子，如果好吃，早就会被人摘光了，所以只有一种可能，就是这树上的李子是苦的。果不其然，大家将摘来的李子一尝，苦得无法下咽。从这以后，王戎就称为了人们心中的"神童"。

48 杨梅 《中药大辞典》

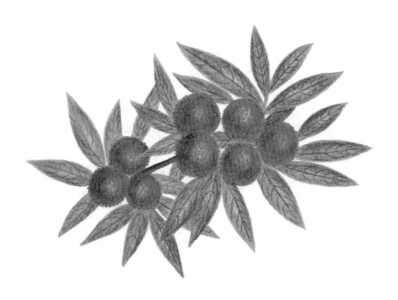

> 红果累累照荫隅，杨枝象象醉甘饴。
>
> 生津止渴养五脏，散瘀化血疗跌伤。
>
> 烧灰研末断痢疾，盐藏止呕喙酒消。
>
> 和胃消食涤肠道，酸涩降敛止衄方。

本品为杨梅科杨梅属植物杨梅的果实。栽培 8 ~ 10 年结果，6 月待果实成熟后，分批采摘，鲜用或烘干。杨梅具有生津止渴、和中消食、解酒、涩肠、止血的功效，可用于烦渴、呕吐、呃逆、胃痛、食欲不振、食积腹痛、饮酒过度、腹泻、痢疾、衄血、头痛、跌打损伤、骨折、烫火伤的治疗。

【科普知识】

酸甜清爽的杨梅不仅是深受百姓喜爱的水果，也是一味具有生津止渴、和中消食等功效的中药。勤劳智慧的劳动人民还将杨梅制成了各式各样的美食。如酸甜可口、生津止渴的"冰糖杨梅汤"，具体做法如下：将杨梅浸泡清洗后，放进已经煮好的冰糖水内，先用大火煮开，再用小火焖煮，过滤出杨梅汤即可。还有平日可以作为小零食的"糖杨梅"，将杨梅浸泡清洗后，晾干，加入适量白糖后冷藏，等到杨梅变软出汁即可。

49 吴茱萸《中国药典》

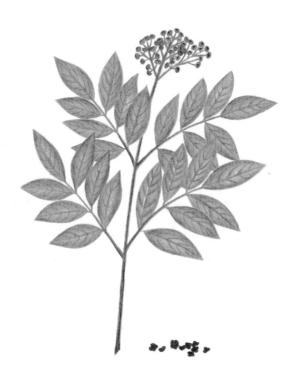

> 重阳登高佩茱萸，城外瞻远饮菊花。
>
> 秋高气爽悦精神，芸香茶辣藏宝珍。
>
> 润肝燥脾开腠理，温中止痛除水湿。
>
> 开郁化滞愈溃疡，理气逐风抚疥疮。

本品为芸香科植物吴茱萸、石虎或疏毛吴茱萸的干燥近成熟果实。8～11月果实尚未开裂时，剪下果枝，晒干或低温干燥，除去枝、叶、果梗等杂质。主产于贵州、湖南、四川、云南、陕西等地。吴茱萸具有散寒止痛、降逆止呕、助阳止泻的功效，可用于厥阴头痛、寒疝腹痛、寒湿脚气、经行腹痛、脘腹胀痛、呕吐吞酸、五更泄泻的治疗。

【经典名著】

汉代刘歆著、东晋葛洪辑抄（即编辑抄录）的古代历史笔记小说集《西京杂记》记载："九月九日，佩茱萸，食蓬饵，饮菊花酒，云令人长寿。"描述重阳节当天，人们佩戴茱萸，吃重阳糕，喝菊花酒，追求身体健康、长寿延年的美好场景。

重阳节是中国民间传统节日，古时每年农历九月初九民间有祭祖、祈福、登高等习俗。同时，民间习俗中"九"也寓意老者健康长寿。通过后人研究，《西京杂记》中所记载的"九月九日，佩茱萸"中的"茱萸"指的是中药"吴茱萸"。由于吴茱萸气味浓烈，佩戴吴茱萸叶片可以防止蚊虫叮咬，具有辟邪的作用。

50 佛手《中国药典》

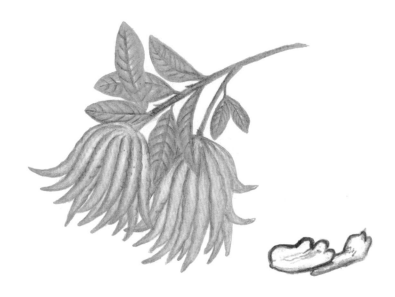

> 柔荑无骨非荏弱，五指香橼佛手柑。
>
> 安谧惬心得掌控，除病驱邪遇平安。
>
> 和胃止痛除痞满，燥湿化痰定喘咳。
>
> 疏肝调气化郁滞，辟恶解酲理壅积。

本品为芸香科植物佛手的干燥果实,也称为佛手柑。秋季果实尚未变黄或变黄时采收,纵切成薄片,晒干或低温干燥。佛手具有疏肝理气、和胃止痛、燥湿化痰的功效,可用于肝胃气滞、胸胁胀痛、胃脘痞满、食少呕吐、咳嗽痰多的治疗。

【中药故事】

佛手,也称佛手柑,具有较高的观赏价值和药用价值,是一味具有疏肝理气、和胃止痛、燥湿化痰功效的中药。同时,可以将佛手制成食品、饮料、佛手酒等,具有较高的经济价值。特别是将佛手制成各式特色药膳,越来越受到人们青睐,如"清炒佛手",具体做法如下:将新鲜佛手洗净切片,等到油烧热后下锅翻炒,根据个人口味加入适量调味品即可。佛手还可以制成疏肝养胃的"营养佛手粥",具体做法如下:将新鲜佛手洗净切丁,与大米一起入锅,煲至浓粥即可。

51 沙苑子《中国药典》

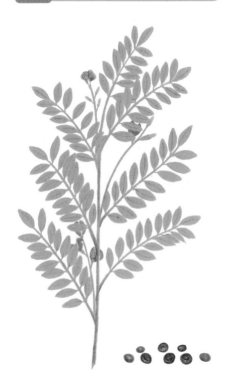

翩翩紫娥蝶舞影，舟舟红日落霞映。

沙苑蒺藜蔓黄芪，子实补养调生息。

泻邪缓劳祛湿气，固精缩尿壮膝腰。

味甘性温慰肾冷，滋水涵木明目睛。

本品为豆科植物扁茎黄芪或华黄芪的种子，也称为沙苑蒺藜。秋末冬初，果实成熟而尚未开裂时连茎割下，晒干后打下种子，去净杂质，再晒干。沙苑子具有补肾助阳、固精缩尿、养肝明目的功效，可用于肾虚腰痛、遗精早泄、遗尿尿频、白浊带下、眩晕目昏的治疗。

【中药故事】

传说，唐玄宗的女儿永乐公主从小体弱多病，直到豆蔻年华，仍身材瘦弱，疾病缠身。"安史之乱"时期，奶妈带着永乐公主逃离皇宫，一路艰辛，最终来到今日陕西沙苑一带。

沙苑住着一位道士，虽年过七十，却生得鹤发童颜，精神矍铄。道士了解到永乐公主的遭遇，对这位可爱的小姑娘心生怜悯，于是便收留她在身边。道士看永乐公主面容憔悴，便派人收集沙苑子给永乐公主当茶喝。几年后，永乐公主出落得亭亭玉立，落落大方。

"安史之乱"平息后，永乐公主回到皇宫，将沙苑子送给皇帝泡茶喝。皇帝对沙苑子补肾助阳、固精缩尿、养肝明目的功效大为赞美。不久之后，皇帝便下令大量种植沙苑子，以备皇室使用。

52 沙枣《中药大辞典》

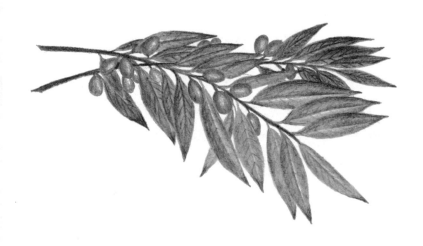

> 暮春落英金花现，暗香醇厚迎风来。
>
> 坚贞不渝映戈壁，归根结蒂荒漠依。
>
> 健脾止泻调经血，养肝益肾明目睛。
>
> 下气愈咳清肺热，宁神定志解烦忧。

本品为胡颓子科胡颓子属植物，也称为银柳。以果实、树皮入药，树皮四季均可采剥，刮去外层老皮，剥取内皮，晒干备用。果实在秋末冬初成熟时采摘晒干。树皮具有清热凉血、收敛止痛的功效，可用于慢性气管炎、胃痛、肠炎、白带的治疗。果实具有健脾止泻的功效，可用于消化不良的治疗。

【科普知识】

沙枣是一种不可多得的既具有药物功效，也可以充当优质饲料，又可以防风固沙、保护农田的特殊植物，深受百姓青睐。沙枣的枝条呈银白色，因此，也被称为银柳。正是因为沙枣枝条的颜色和叶片的结构，使它具有了反射阳光的能力，所以沙枣耐高温、耐旱能力极强，生命力非常旺盛。

沙枣树皮和果实均可入药，其中树皮可以清热凉血、收敛止痛，果实又可以健脾止泻。沙枣不但具有药用功效，果实营养也非常丰富，可以制成各类食品和调味剂。同时，由于沙枣分布在中国西北、地中海沿岸、亚洲西部、印度等地，它的叶和果又是羊的优质饲料，因此，在风暴天气，沙枣树林起到了保护牲畜的作用。在中国甘肃河西走廊的西北部风沙线上还营建了以沙枣为主的防风林，从而赋予了沙枣防风固沙、保护农田的神圣使命。

53 鸡子《中药大辞典》

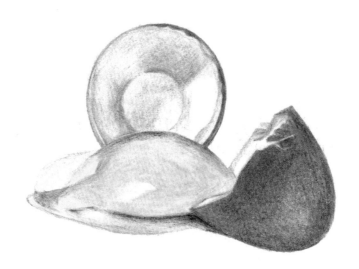

> 卵白气清性微寒，子黄云浑显抚温。
>
> 生冲养营退虚热，熟合补脾健中堂。
>
> 滋阴润燥除烦闷，理血和胎安妇人。
>
> 镇心止惊调五脏，解妻息风清火疮。

本品为雉科动物家鸡的卵，也称为鸡卵。鸡子具有滋阴润燥，养血安胎的功效，可用于热病烦闷、燥咳声哑、目赤咽痛、胎动不安、产后口渴、下痢、烫伤的治疗。

【民风民俗】

清明节是二十四节气之一，民间有吃鸡蛋的习俗，称为吃"节蛋"，寓意这一年身体健康。这一习俗起源于先秦时代，由于某些地区禁火，因此煮熟的鸡蛋可以作为良好的食品储备。还有一种说法，在古代的上巳节，人们为了求子，会将鸡蛋或其他禽蛋煮熟后涂上各种颜色，并将涂好颜色的五彩蛋投入河中，五彩蛋顺流而下，等待在河下游的人将它捞起食用，寓意圆圆满满，子孙满堂。鸡蛋不仅富含蛋白质，营养丰富，还有药用功效，是滋补身体常见的药膳食材之一。

54 鸡蛋花《中药大辞典》

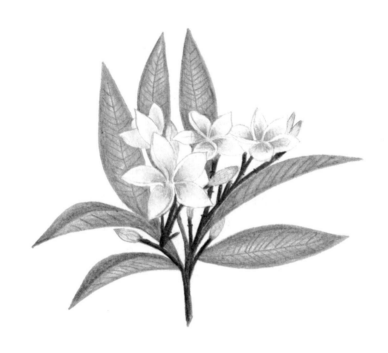

> 婆娑碧羽掠浮影，素雅繁花溢灵光。
>
> 馨香沁染佳美馔，珍馐玉食入人家。
>
> 清热解暑消烦渴，甘苦性凉归肺肠。
>
> 利湿退黄缓痢疾，润肺止咳祛疳积。

　　本品为夹竹桃科植物鸡蛋花的花朵，也称为蛋黄花。夏季和秋季采摘盛开的花朵，晒干。鸡蛋花具有清热、利湿、解暑的功效，可用于外感发热、肺热咳嗽、湿热黄疸、泄泻痢疾、尿路结石等的治疗，还可以用来预防中暑。

【妙笔生花】

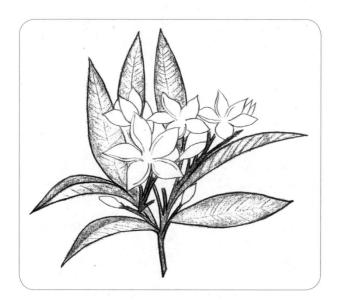

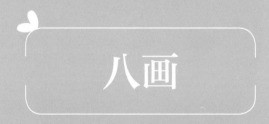

八画

55 苹果《中药大辞典》

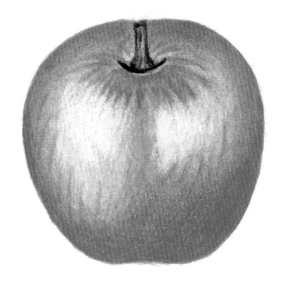

> 同酒食治筋消骨痛，炖膏啖神丸玉容丹。
>
> 外搽疮红晕瞬可散，内捣汁生服益中焦。
>
> 通五脏六腑调营卫，走十二经络主神明。
>
> 解瘟疫寒热除烦渴，退脾火润肺悦心情。

本品为蔷薇科植物苹果的果实，也称为平波。9～10月间，果熟时采收。苹果具有益胃、生津、除烦、醒酒的功效，可用于津少口渴、脾虚泄泻、食后腹胀、饮酒过度的治疗。

【名人轶事】

苹果是生活中很常见的一种水果，可是很多人不知道，苹果还具有益胃、生津、除烦、醒酒的药用功效。关于苹果还有一个感人的故事，讲的是东北野战军在辽西走廊一线攻打锦州时，战前在由各纵队政委、政治部主任参加的政治工作会议上，中华人民共和国的开国元勋罗荣桓指着院子里的苹果树教育大家，要保证不吃百姓的一个苹果。从此以后，战士们都以"不吃老百姓一个苹果"的命令严格要求自己。"不吃老百姓一个苹果"的故事从此被流传开来。毛主席曾说过这样一句话："人民解放军的纪律最好。打开锦州的时候，那么多苹果一个没动，这种纪律就是建立在自觉为革命的基础之上的。"

56 茄子《中药大辞典》

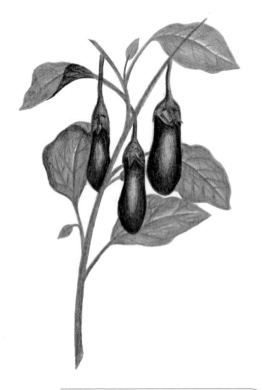

> 一年草本茎直立，昆仑紫瓜遇落苏。
>
> 珍馐美馔靓筹馐，寻常百姓齿颐香。
>
> 消肿宽肠益充养，止痛化痈缓瘃疡。
>
> 味甘性凉入脾胃，清热活血解肠风。

本品为茄科植物茄的果实，也称为落苏。夏季和秋季果熟时采收。茄子具有清热、活血、止痛、消肿的功效，可用于肠风下血、热毒疮痈、皮肤溃疡的治疗。

【民风民俗】

民间有"立夏栽茄子，立秋吃茄子"的习俗。传说，明代开国名将常遇春手下有一个士兵偷吃了百姓的香瓜，平时严格管理士兵的常遇春知道后，十分生气，打算处死偷瓜的士兵。善良的百姓连忙告诉常遇春当地有个习俗，立秋要拾瓜吃瓜。常玉春这才赦免了偷瓜的士兵。其他士兵们听说立秋拾瓜吃瓜是习俗后，也纷纷开始到处找瓜吃。可这香瓜有限，这样下去哪能行啊！常遇春将军冥思苦想，最后想到了一个好办法，他给士兵们送来了很多茄子，打算给士兵做一顿茄子宴犒劳大家，士兵们见状都十分不解，常遇春将军告诉士兵，茄子的口感很像肉，还具有药用功效，立秋吃茄子对身体更好！于是就有了立秋吃茄子的习俗。

57 枇杷叶《中国药典》

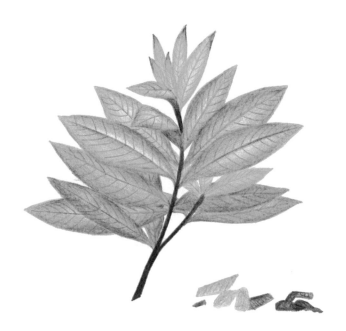

> 玲珑甘润金丸果，蜜炼沁润益处多。
>
> 采得巴叶拭毛炙，翠羽笃实馈布衣。
>
> 和中降逆安胃脘，味苦性凉祛痛痰。
>
> 化热解暑清肺气，镇咳消痰定喘息。

本品为蔷薇科植物枇杷的干燥叶，也称为卢橘叶。全年均可采收，晒至七、八成干时，扎成小把，再晒干。枇杷叶具有清肺止咳、降逆止呕的功效，可用于肺热咳嗽、气逆喘急、胃热呕逆、烦热口渴的治疗。

【中药故事】

相传，清代时，郑板桥幽居茅舍。冬天时，他咳嗽严重，病情反复。有一天，郑板桥家中的茶叶刚好喝完了，他便随手将庭院中的枇杷叶摘了一些，冲水当茶饮用。郑板桥怎么都没有想到，喝了枇杷叶泡的水后，他的咳嗽竟然止住了。后来请教郎中才知道，枇杷叶是一味中药，具有清肺止咳、降逆止呕的功效。

58 知母《中国药典》

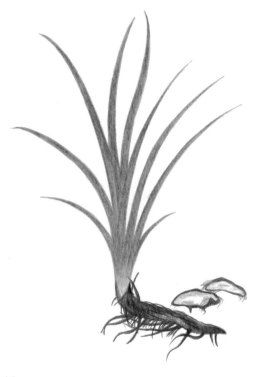

兔子油草山韭菜，羊胡子根穿地龙。

味苦性寒归胃肾，向阳而生寻地参。

滋阴降火消烦渴，润燥滑肠缓劳热。

益气下水入阳明，清肺镇咳除骨蒸。

本品为百合科植物知母的干燥根茎，也称为连母。春季和秋季采挖，除去须根和泥沙，晒干，习称"毛知母"，或除去外皮，晒干。知母具有清热泻火、滋阴润燥的功效，可用于外感热病、高热烦渴、肺热燥咳、骨蒸潮热、内热消渴、肠燥便秘的治疗。

【中药故事】

中医所指的"三焦"，是六腑之一，上、中、下三焦的合称。膈以上的胸部是上焦，膈以下到脐是中焦，脐以下至二阴是下焦。知母这味中药既可以清实热，又可以退虚热，具有清热泻火、滋阴润燥的功效。知母配黄芩清上焦热以清肺，知母配石膏清中焦热以凉胃，知母配黄柏清下焦热以泻肾火。但是需要注意，以上配伍需要根据患者具体情况进行治疗，如本身脾胃虚寒、肠胃运化失常的患者，就不可以使用知母配石膏，以避免病情加重。

59 金针菜《中药大辞典》

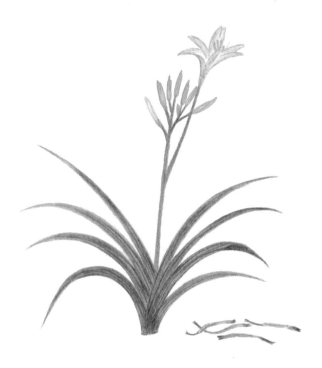

> 柠檬萱草金针菜，味鲜质嫩黄玉斋。
>
> 个中滋味深情笃，布衣不欲锦玉途。
>
> 味甘性凉清湿热，消食除烦宽胸膈。
>
> 宁心安寐利五脏，明目退黄愈夜盲。

本品为百合科植物萱草、黄花萱草或小萱草的花蕾，也称为萱草花。金针菜具有利湿热、宽胸膈的功效，可用于小便赤涩、黄疸、胸膈烦热、夜少安寐、痔疮便血的治疗。

【中药故事】

传说，陈胜在大泽乡起义前一贫如洗，家中断了粮，他便出去靠讨饭度日，忽然有一天，他感觉全身肿胀疼痛。但生活还得继续，陈胜忍着胀痛，来到一户姓黄的人家讨饭，黄老太太看到陈胜可怜的模样，就给他蒸了三大碗萱草。陈胜狼吞虎咽，三下五除二地就将三大碗饭吃了个干净。可没想到，几天后他的全身都消肿了。原来是因为萱草的花蕾是一味中药，叫作金针菜，具有清热利湿、凉血止血、解毒消肿的药用功效。

后来，陈胜称王后，每天山珍海味，珍馐佳肴都没法引起陈胜的食欲。他忽然想起当年的那三碗萱草饭，于是立即派人专程将黄老太太请来叙旧。黄老太太为陈胜蒸了一碗当年的萱草饭，可是陈胜怎么吃都吃不出当年的美味，简直难以下咽。黄老太太看出了陈胜的变化，告诉他是因为美味吃多了，所以自然吃不下当年的萱草饭了。陈胜忽然明白了些什么，跪在地上反复拜谢黄老太太。

后来，陈胜将黄老太太留下来专门负责种植萱草，并时常吃萱草饭，就是为了让自己不忘当时的落魄，以警醒自己的言行。

60 金钱白花蛇《中国药典》

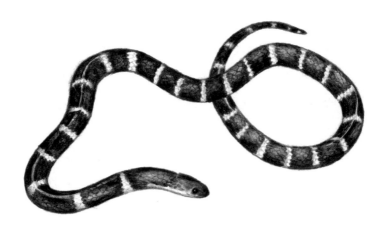

> 甲带金钱白花蛇，四十八节百步梯。
>
> 银环初露周旬取，剖腹除内至宝需。
>
> 定惊平孪缓拘急，燥湿透筋利痉息。
>
> 祛风通络止痛痹，味咸性温入肝脾。

本品为眼镜蛇科动物银环蛇的幼蛇干燥体，也称为金钱蛇。夏季和秋季二季捕捉，剖开蛇腹，除去内脏，擦净血迹，用乙醇浸泡处理后，盘成圆形，用竹签固定，干燥。金钱白花蛇具有祛风、通络、止痉的功效，可用于风湿顽痹、麻木拘挛、中风口㖞、半身不遂、抽搐痉挛、破伤风、麻风疥癣、瘰疬恶疮的治疗。

【中药故事】

相传，有一个人得了疮疹，因皮肤奇痒无比，全身被他抓得溃烂，大家都很嫌弃他，将他赶到野外草棚中。这个人十分难过，独自在草棚中啜泣，一时口渴难忍，捡起草棚中半缸没喝完的剩酒，喝了一大口后就昏睡了过去。从这以后，这个人每天喝口酒就睡，过着与世隔绝的日子。令人吃惊的是一段时间以后，这个人的疮病竟然痊愈了。人们看到病愈的他，非常吃惊，纷纷向他讨教怎么治好的皮肤病。原来草棚中的酒缸里有一条金钱白花蛇，这时大家才明白，酒浸的金钱白花蛇治好了他的病。后人也发现金钱白花蛇具有祛风、通络的功效，便常用它来治疗皮肤病。

61 金银花《中国药典》

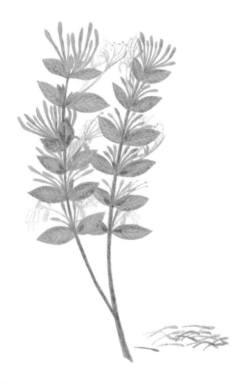

> 花开并蒂同心语，心有灵犀依藤居。
>
> 清秀淡雅含丝蕊，清晨露隐采花蕾。
>
> 清热解毒安喉痹，养血止渴缓痢疾。
>
> 味甘性寒入肺胃，疏散风邪化诸疮。

本品为忍冬科植物忍冬的干燥花蕾或带初开的花，也称为金银藤。夏初开花前采收，干燥。金银花具有清热解毒、疏散风热的功效，可用于痈肿疔疮、喉痹、丹毒、热毒血痢、风热感冒、温病发热的治疗。

【中药故事】

从前，有对孪生姐妹，姐姐金花和妹妹银花长得十分相似，父母有时也分辨不出来。姐妹俩亭亭玉立，美貌动人，上门求亲的人不计其数，但姐妹俩彼此感情深厚，都不愿与对方分开，因此回绝了所有前来求亲的人。

有一天，金花浑身突然长满红斑，病情危重，医生们都对金花的热毒病束手无策。金花绝望地嘱托银花，等自己离世后，一定要替她好好照顾父母。银花听后，心里十分难过，与姐姐抱头痛哭。几天后，不幸的事情又发生了，银花也染上了和姐姐一样的热毒病。没过多久，两姐妹双双离开了人世，老两口一下失去两个女儿，痛不欲生，每天在两个女儿坟前哭泣。

第二年，姐妹俩的坟上长出了一种植物，开着两种小花，一朵白色，一朵黄色，清秀淡雅，就像姐妹俩一样相互依偎着。

乡亲们都觉得这种植物是两姐妹对他们默默的守护，于是给这种植物起名为"金银花"。后人通过研究，发现金银花还具有清热解毒、疏散风热的药用功效。

62 金樱子《中国药典》

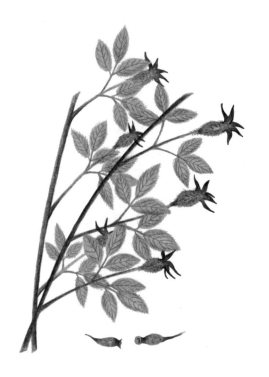

> 洁白芬芳轻苞影，倒挂金钩黄茶瓶。
>
> 坚韧顽强山野隐，酸涩性平棠球荫。
>
> 固精涩肠生津液，缩尿止泻愈喘咳。
>
> 养血缓崩补五脏，强筋壮骨益精髓。

本品为蔷薇科植物金樱子的果实，也称为刺榆子。10～11月间，果实红熟时采摘，晒干，除去毛刺。金樱子具有固精涩肠、缩尿止泻的功效，可用于滑精、遗尿、小便频数、脾虚泻利、肺虚喘咳、自汗盗汗、崩漏带下的治疗。

【中药故事】

宋代隐逸诗人丘葵曾赋诗一首，名为《金樱子》，全诗如下：

采采金樱子，采之不盈筐。

佻佻双角童，相携过前岗。

采采金樱子，芒刺钩我衣。

天寒衫袖薄，日暮将安归。

这首诗描述了金樱子的特点和采摘时期，"采采金樱子，芒刺钩我衣"，金樱子果实外面密被刺毛，也称为刺榆子，在10～11月间，果实红熟时采摘，正如诗中所描述的场景"天寒衫袖薄，日暮将安归"。

63 肿节风 《中国药典》

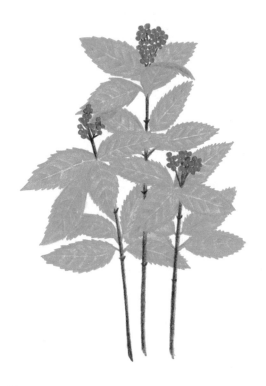

> 九节接骨金粟兰，铜脚灵仙肿节风。
>
> 常绿草本茎直立，生于阴湿山谷中。
>
> 清热解毒散结块，味苦性平入肝心。
>
> 祛风通络缓痹痛，活血消斑隐紫癜。

本品为金粟兰科植物草珊瑚的干燥全草，也称为接骨金粟兰。夏季和秋季采收，除去杂质，晒干。肿节风具有清热凉血、活血消斑、祛风通络的功效，可用于血热发斑发疹、风湿痹痛、跌打损伤的治疗。

【妙笔生花】

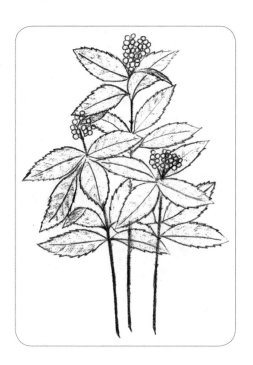

64 狗脊《中国药典》

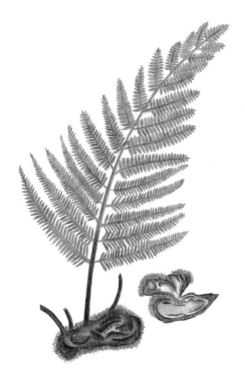

金毛狗脊疗跌打，坚肾养血治风虚。
泄湿祛寒健腰脚，强筋壮骨利关节。

本品为蚌壳蕨科植物金毛狗脊的干燥根茎，也称为金毛狗脊。秋季和冬季采挖，除去泥沙，干燥，或去除硬根、叶柄及金黄色绒毛，切厚片，干燥，最后得到"生狗脊片"；如果蒸后晒至六、七成干，切厚片，干燥，则得到"熟狗脊片"。狗脊具有祛风湿、补肝肾、强腰膝的功效，可用于风湿痹痛、腰膝酸软、下肢无力的治疗。

【经典名著】

我国明代著名的中医临床学家、中药学家缪希雍所著的《本草经疏》是一部药学著作，其中关于中药狗脊有这样一段记载："狗脊，苦能燥湿，甘能益血，温能养气，是补而能走之药也。肾虚则腰背强，机关有缓急之病，滋肾益气血，则腰背不强，机关无缓急之患矣。周痹寒湿膝痛者，肾气不足，而为风寒湿之邪所中也，兹得补则邪散痹除而膝亦利矣。老人肾气衰乏，肝血亦虚，则筋骨不健，补肾入骨，故利老人也。失溺不节，肾气虚脱故也。"

《本草经疏》关于狗脊的记载主要包括：狗脊的性味、归经、功效等内容。中药药性理论的基本内容包含归经，指的是药物作用的定位。其中"归"指药物作用的归属，"经"指脏腑经络。狗脊入肝、肾经，具有祛风湿、补肝肾、强腰膝的功效。

65 夜明砂《中药大辞典》

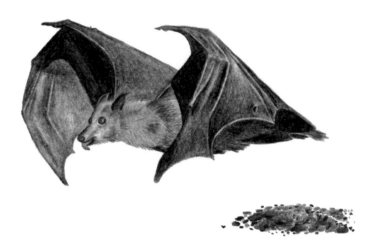

本在岩巅盘折舞，冷月伏岭翱世间。

误入盅中不归路，悬磴难险扰人家。

清肝明目翳障除，利水通淋瘰溺消。

微热有妻雁别故，散结消滞夜明珠。

本品为蝙蝠科动物蝙蝠、大耳蝠或菊头蝠科动物菊头蝠的干燥粪便,也称为蝙蝠屎。全年均可采收,以夏季为宜,去泥土杂质晒干。夜明砂具有清热明目、活血消积的功效,可用于夜盲症、白内障、角膜云翳的治疗。

【中药故事】

传说,洛阳山寨有一对相依为命的母子,家境贫寒,家中经常有蝙蝠出没,儿子每天靠打柴维持母子二人的生计。母亲患有眼病,而且越来越严重,到后来什么都看不清楚了。有位郎中告诉小伙子可以上山采草药治疗母亲的眼疾。小伙子按照郎中的嘱咐采来草药给母亲用,但是一点效果都没有。又过了一段时间,忽然有一天,母亲觉得眼睛好了很多,看东西有些清晰了。儿子十分不解,他给母亲用的草药并没有更换,那为什么之前一点效果都没有,现在却又有效果了呢?于是,他仔细检查草药,意外地发现草药上有很多蝙蝠的粪便,难道是蝙蝠粪便起的作用?于是,儿子取来蝙蝠粪便研成细末,给母亲服用。没想到母亲的眼病竟然真的好了,逐渐恢复了视力。从此以后,蝙蝠粪便可以治疗眼疾的事情就流传开了。因为它清热明目的功效,人们称它为“夜明砂”。

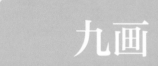

九画

66 茵芋《中药大辞典》

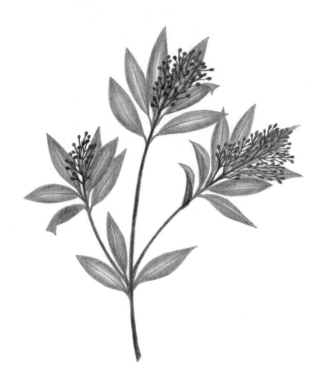

> 莞草青叶赋柑气，集生枝顶护芳怡。
>
> 茵芋灌木生川谷，附生苔鲜共依存。
>
> 除湿祛风止痹痛，强筋定孪解妾通。
>
> 辛苦性温安五脏，补肝益肾清邪伤。

本品为芸香科植物茵芋的茎叶，也称为卑山共。茵芋具有祛风胜湿的功效，可用于风湿痹痛、四肢挛急、两足痿弱的治疗。

【妙笔生花】

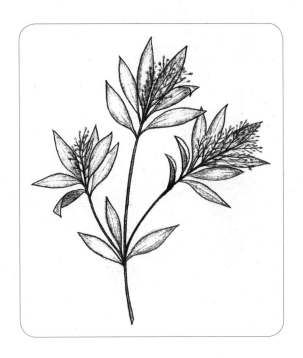

67 茭白 《中药大辞典》

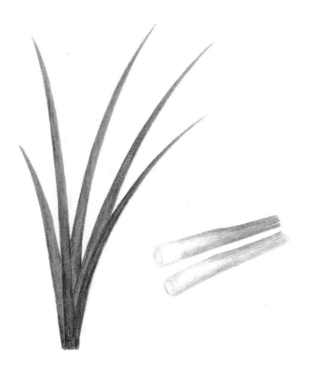

> 叶翠茎直彬雅礼，冰清素裹锦玉食。
>
> 卓尔不群非菰米，情息不语孕珍奇。
>
> 味甘性寒归肝脾，清热解妻入太阴。
>
> 明目退黄利五脏，除烦止渴消风疮。

本品为禾本科植物菰的花茎经茭白黑粉的刺激而形成的纺锤形肥大的菌瘿。茭白具有解热毒、除烦渴、利二便的功效，可用于烦热、消渴、黄疸、痢疾、目赤、风疮的治疗。

【经典名著】

汉代刘歆著、东晋葛洪辑抄（即编辑抄录）的古代历史笔记小说集《西京杂记》记载："菰之有米者，长安人谓之雕胡。"雕胡指雕胡米，也就是菰米，即茭白的籽实。唐代诗人李白曾在安徽铜陵的五松山因吃到过雕胡饭，而赋诗一首，名为《宿五松山下荀媪家》，全诗如下：

我宿五松下，寂寥无所欢。

田家秋作苦，邻女夜春寒。

跪进雕胡饭，月光明素盘。

令人惭漂母，三谢不能餐。

诗中描写诗人李白在五松山，借宿在一位老妇家中，得到老妇人的殷勤款待，看到农家人的辛苦劳作，听到邻家女子连夜春米的声音，心中十分感慨。白发苍苍的老妇人给李白端来香喷喷的菰米饭，令李白十分感激与敬佩。

68　荔枝《中药大辞典》

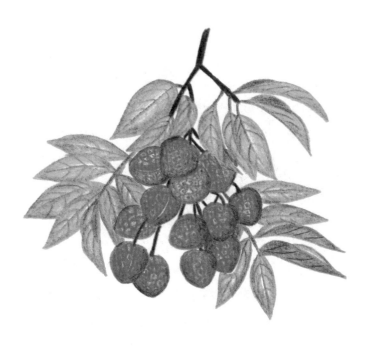

> 甜美怡神披赤彩，玉雪冰肌抚轻纱。
>
> 芳馨白莹甘露饮，高卧繁酣年寿增。
>
> 甘酸性温滋肝血，生津益智利咽喉。
>
> 补肺宁心和胃脾，理气缓痹散滞积。

本品为无患子科荔枝属植物，也称为离支。以根、假种皮（果肉）及核入药，夏季和秋季收集，晒干。荔枝具有生津、养血、理气、止痛的功效，可用于烦渴、呃逆、胃痛、瘰疬、疔肿、牙痛、外伤出血的治疗。

【中药故事】

传说，唐玄宗李隆基的宠妃杨玉环每年五月体臭就会发病，杨贵妃十分苦恼。唐玄宗下令召天下名医前来给杨贵妃治病，但都无济于事。后来有人提出浮山岭酒泉酿出的荔枝酒远近闻名，有辟邪除疾、强身健体的功效，可以用来为杨贵妃治疗疾病。唐玄宗听后，立即派人快马加鞭速取回荔枝酒为杨贵妃医治，这荔枝酒芳香扑鼻，沁人心脾，杨贵妃痛饮几杯后，面如桃花，醉态迷人，开心地跳起霓裳羽衣舞，婀娜多姿，秀色可餐。诗人见后，诗兴大发，即兴赋诗："云想衣裳花想容，春风拂槛露华浓。若非群玉山头见，会向瑶台月下逢。"这首诗被称为千古绝句。同时，"贵妃饮罢荔枝酒，霓裳羽衣舞不够"的经典故事，也被流传开来。

69 南瓜《中药大辞典》

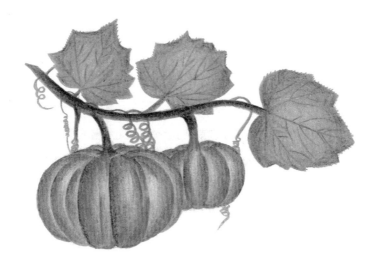

> 乾筑灯笼获宝藏，坤琢番瓜坠田间。
>
> 珍馐美馔锦玉食，甘美怡神裹满仓。
>
> 横行经络利小便，益火敛金礼中堂。
>
> 散伤驱邪缓痹痛，解妻杀虫化肺痈。

本品为葫芦科植物南瓜的果实，也称为麦瓜。夏季和秋季果实成熟时采收。南瓜具有解毒消肿的功效，可用于肺痈、哮病、痈肿、烫伤、毒蜂螫伤的治疗。

【中药故事】

清代海盐区有个名人叫张艺堂，少年好学，人也聪明，但家境贫寒，无力支付学费。当时有个大学问家叫丁敬身，张艺堂欲拜他为师。

张艺堂第一次上门拜师时背了一个大布囊，里面装着送给老师的礼物。到了老师家，他放下沉重的布袋，从里面捧出两只大南瓜，每只约重十余斤。大家看到后大笑，而丁敬身先生却欣然受之，并当场烹瓜备饭，招待学生。虽然这顿饭只有南瓜菜肴，但味道极为鲜美，师生吃得津津有味。从此，在海盐一带"南瓜礼"传为美谈。后人通过研究，发现南瓜不仅是百姓餐桌上的一道美味，还具有解毒消肿的药用功效。

70 柚《中药大辞典》

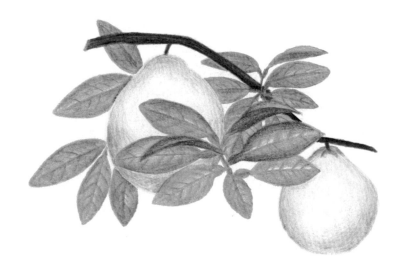

> 清甜沁韵巧颜色，黄金香亲润妍泽。
>
> 袅袅秋风扶碧羽，累累乔木孕硕实。
>
> 镇咳祛痰寻果肉，煮烂拌蜜润咽喉。
>
> 解酒利肠除胃气，甘酸性寒消食积。

本品为芸香科植物柚的成熟果实，也称为柚子。10 ~ 11 月果实成熟时采摘。柚具有消食、化痰、醒酒的功效，可用于饮食积滞、食欲不振、醉酒的治疗。

【中药故事】

传说，广西壮族自治区容县的沙田村在清代时有个秀才，叫夏纪纲。他自幼聪慧过人，成年后官封五品，出任浙江知府。夏纪纲为官清正，得到了老百姓的拥护。乾隆年间，因年迈体弱，他决定告老还乡，临行前买了两棵最好的柑树苗带回广西。回到家乡后，他将这两棵柑树苗栽种在沙田村，谁知等到开花结果时，树上竟然没有蜜柑，而是金灿灿的柚子。大家尝后发现这柚子不但酸中带甜，清香爽口，还具有消食、化痰、醒酒的药用功效。于是，大家开始争相种植。几年后，柑树上都挂满了大柚子。有一次，夏纪纲将柚子献给乾隆皇帝品尝，乾隆皇帝品尝后，连声称赞，并重赏了夏纪纲。由于柚子是在沙田村栽种的，从这以后，人们就将这种水果起名为"沙田柚"。

71 枳实《中国药典》

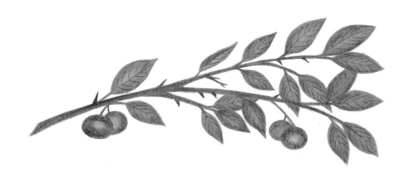

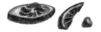

> 芸香幼果初长成，清香质坚仲夏生。
>
> 生而谓之淮南橘，物换星移淮北枳。
>
> 破气散痞缓痛痹，味苦性寒入胃脾。
>
> 安宫退肿止痢疾，祛湿泻痰消食积。

本品为芸香科植物枸橘、酸橙或香圆的幼果。5～6月间摘取，晒干；略大的枳实要横切成两半，晒干。枳实具有破气、散痞、泻痰、消积的功效，可用于胸腹胀满、胸痹、痞痛、痰癖、水肿、食积、便秘、胃下垂、子宫下垂、脱肛的治疗。

【经典名著】

春秋时期有一部记载齐国政治家、思想家晏婴思想、言行、事迹的著作《晏子春秋》中有这样一段记载。

有一次，齐国晏婴出使楚国，楚王故意抓来一个小偷，嘲讽小偷是齐国人，并询问晏婴："莫非齐国人善于偷盗？"晏婴答道："橘生淮南则为橘，生于淮北则为枳，叶徒相似，其实味不同。所以然者何？水土异也。今民生长于齐不盗，入楚则盗，得无楚之水土使民善盗耶？"意思是橘生长在淮南是橘，生长在淮北则成为枳，橘与枳叶片相似，果实的味道却大不相同。这是因为水土的差异啊！齐国人在齐国不偷盗，到了楚国就开始偷盗，这难道是因为楚国的水土让人变得善于偷盗吗？晏婴的话令楚王无地自容，楚王十分钦佩晏婴的机智善变。而"橘生淮南则为橘，生于淮北则为枳"这句话也告诉人们，同样的事物，由于生长环境的不同，最终的结果也会发生变化。

72 栀子《中国药典》

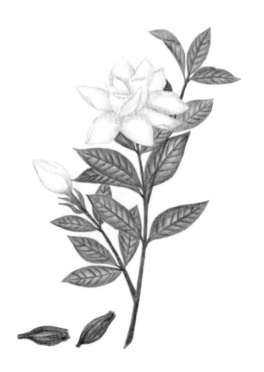

> 雪魄冰葩沁凉饮，秀丽婀娜翠叶新。
> 馥郁素雅凝脂瓣，味苦性寒入心肝。
> 清热泻火退黄疸，凉血安神解虚烦。
> 利咽化郁行结气，清胃止衄缓痢疾。

本品为茜草科植物栀子的干燥成熟果实，其根也可入药，也称为黄栀子。9～11 月果实成熟呈红黄色时采收，除去果梗及杂质，蒸至上汽或放入沸水中略烫，取出，干燥。根夏季和秋季采挖，洗净，晒干。栀子具有清热、泻火、凉血的功效，可用于热病虚烦不眠、黄疸、淋病、消渴、目赤、咽痛、吐血、衄血、血痢、尿血、热毒疮疡、扭伤肿痛的治疗。

【经典名著】

北宋中期官员，杰出的天文学家、天文机械制造家、药物学家苏颂所著的《本草图经》是我国古代的中药学著作。其中关于栀子有以下记载："二、三月生白花，花皆六出，甚芬芳，俗说即西域詹匐也。夏、秋结实如诃子状，生青熟黄，中仁深红，九月采实曝干。"

中药药性理论的基本内容包含四气和五味，指的是中药的性质和滋味。其中四气指药物具有寒、热、温、凉四种不同药性，五味指药物具有酸、苦、甘、辛、咸五种不同药味。一般寒凉药具有清热、解毒、泻火、凉血等功效，用于各种热症的治疗。栀子作为寒凉药除有药用价值外，在生活中应用也非常广泛。据史料记载，栀子在古代还是应用很广的黄色染料。现今由于栀子的香气清新典雅，可以制成各式栀子茶饮，也可以为美食提色增香。

73 柿子《中药大辞典》

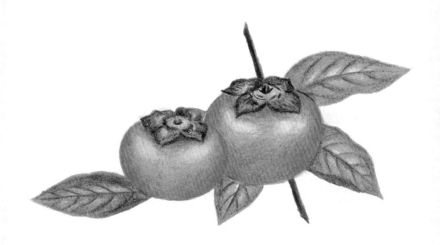

> 霜侣叶凋枝繁茂，火红灯笼展笑颜。
>
> 软熟化酒消邪癖，干涩收敛入肺金。
>
> 生津解妻除烦渴，清热润肺滋胃脘。
>
> 降逆下气止呃逆，养燥泽枯理脏阴。

本品为柿科柿属植物柿的果实，也称为红嘟嘟、朱果、红柿。霜降至立冬间采摘，经脱涩红熟后可以食用。柿子味道甘涩，具有清热、润肺、生津、解毒的功效，可用于咳嗽、热渴、口疮、热痢、便血的治疗。

【中药故事】

传说，元末时期，安徽旱灾严重，朱元璋背井离乡，一路奔波来到河南，他饿得两眼昏花，走不动路。当朱元璋走过一片柿子林时，红艳艳的柿子娇艳地挂在枝头。朱元璋见了，实在走不动了，急忙摘了几个柿子，坐下吃了个痛快。临出发前，他又带了一些柿子，打算留在路上吃。

1368 年，朱元璋在南京称帝，他不忘旧日柿子充饥的事，专程赶到当年的柿林，封柿树为"傲霜侯"，以感恩当时柿树对自己的救命之恩。

74 柠檬《中药大辞典》

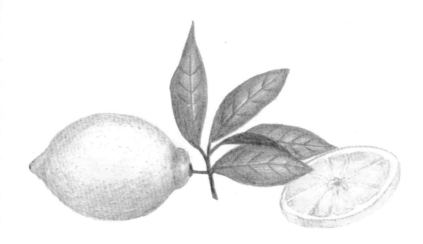

> 小乔嫩羽柠檬果，黄金珍璐遇枝留。
>
> 艰难曲折未曾闻，雨曳素瓣落缤纷。
>
> 和胃消胀生津液，酸甘性凉入肺阴。
>
> 化痰止咳缓咽痛，祛暑安胎愈寒中。

本品为芸香科植物黎檬或洋柠檬的果实，也称为黎檬子。柠檬具有生津、止渴、祛暑、安胎的功效，可用于咽痛口干、胃脘胀气、高血压、心肌梗死、不思饮食的治疗。

【科普知识】

柠檬是一种味道很酸的水果，富含维生素C。四川省安岳县因为柠檬产量高、品质好，且拥有自然、技术、规模和品牌等各方面优势，获得了"中国柠檬看四川，四川柠檬看安岳"的美誉。柠檬香气芬芳，富含营养，具有着特殊的药用功效。因此，柠檬成为了百姓家中一种常见的水果。很多人还将柠檬与红茶或蜂蜜一起冲泡，制成柠檬红茶、蜂蜜柠檬饮，成为当代倍受百姓喜爱的新式茶饮。

75 韭菜《中药大辞典》

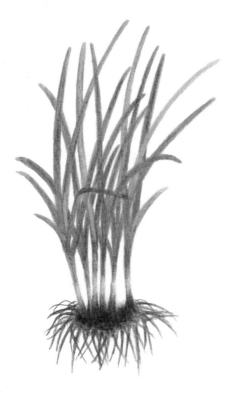

> 根茎横卧叶扁平，伞形花序顶簇生。
>
> 莦莦蒽莹青丝舞，代代丰盈复重出。
>
> 味辛性温归肝肾，通行解毒入厥阴。
>
> 益阳散血补虚气，止泄固精暖腰膝。

本品百合科葱属植物韭菜，以全草入药。四季均可采收，鲜用。韭菜具有健胃、提神、止汗固涩的功效，可用于噎膈反胃、自汗盗汗的治疗，外用治疗跌打损伤、瘀血肿痛、外伤出血。

【民风民俗】

立春是二十四节气之一，寓意万物开始生长。《黄帝内经素问》中记载："春三月，此谓发陈。天地俱生，万物以荣。"立春节气需遵循养肝明目、健脾养胃的原则。

立春节气，韭菜是百姓餐桌上常见的食材，深受百姓喜爱，民间有"正月吃葱，二月吃韭"的说法。它味道鲜美，吃法多样，同时也是一味具有健胃、提神、止汗固涩等功效的中药。它富含膳食纤维，可以增强胃肠蠕动，辛香性温，常食可以驱除早春寒气。因此，立春节气非常适合多吃韭菜这种时令蔬菜。

76 香蕉《中药大辞典》

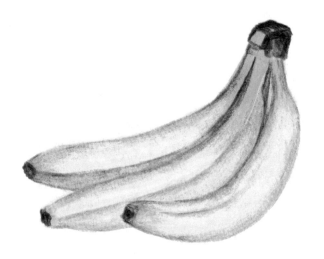

> 金衣坞胎安素果，珍实甘糯越膏粱。
>
> 干者解肌除烦渴，生食破血合金疮。
>
> 清土滑肠化脾火，退热开妻理滞痛。
>
> 止咳润肺祛酒妻，利尿消肿安胎宫。

本品为芭蕉科植物甘蕉的果实，也称为蕉子。秋季采收。香蕉具有清热、润肠、解毒的功效，可用于热病烦渴、便秘、痔血的治疗。

【中药故事】

香蕉被誉为"智慧之果"。相传有一天，佛祖释迦牟尼肚子非常饿，于是，采来一些香蕉充饥。当释迦牟尼吃了香蕉以后，顿时感觉神清气爽，智慧倍增，最后终于得道成佛。因此，香蕉被美誉为"智慧之果"，香蕉也因其鲜美的味道而深得百姓喜爱。

77 胖大海《中国药典》

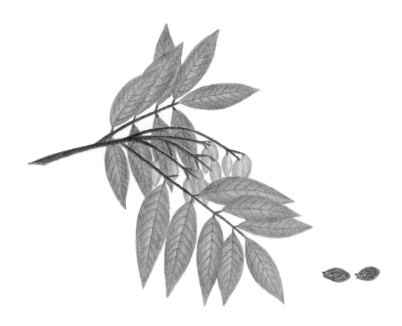

> 落叶乔木大海子，开宣肺气泄毛皮。
>
> 润肠通便缓劳损，开音治喑豁宿痰。
>
> 肃肺利咽消内热，清热解毒镇干咳。
>
> 甘淡性凉消暑气，化食理中克虫积。

本品为梧桐科植物胖大海的种子，也称为安南子。4～6月，由开裂的果实上采取成熟的种子，晒干。胖大海具有清热、润肺、利咽、解毒的功效，可用于干咳无痰、喉痛、音哑、骨蒸内热、吐衄下血、目赤、牙痛、痔疮漏管的治疗。

【科普知识】

胖大海不仅功效显著，在日常生活当中应用也很广泛。勤劳智慧的劳动人民喜欢将胖大海制成各式各样的茶饮，如潮汕地区百姓常饮的用来缓解咽喉不适的"胖大海水"，制作方法如下：取胖大海1～2枚，用沸水泡开，挑掉硬皮，用过滤网滤出胖大海水（或使用料理机制成胖大海浆），根据个人口味加入适量老冰糖，煮开即可。还有一种深受人们喜爱的甜品"胖大海炖雪梨"，制作方法如下：将梨削皮、去梨心后炖煮，炖梨的同时将胖大海1～2枚用沸水泡开，挑掉硬皮，用过滤网滤出胖大海水（或使用料理机制成胖大海浆），再将冰糖和胖大海水（浆）与梨同煮，水开即可。

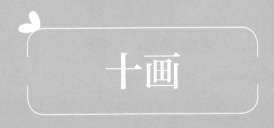

十画

78 蚕豆《中药大辞典》

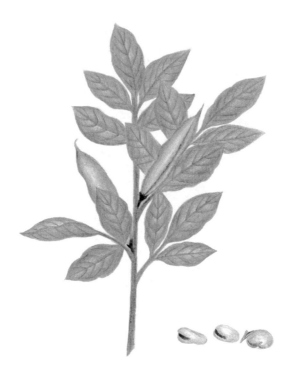

春风遣雨翠叶挂，清明初现紫罗纱。

象象婷婷轻飞舞，簇簇娇娥披华服。

健脾益中和脏腑，味甘性平入阳明。

解妻消肿止淋沥，涩精实肠利水湿。

本品为豆科巢菜属植物蚕豆的种子，也称为胡豆。7～9月果实成熟呈黑褐色时，拔取全株，晒干，打下种子，扬净后再晒干，或鲜嫩时用。蚕豆具有健脾利水、解毒消肿的功效，可用于膈食、水肿、疮毒的治疗。

【经典名著】

蚕豆原产于西域或欧洲，汉代张骞出使西域时把它引进到中原。蚕豆的采摘时间与春蚕第一次吐丝结茧的时间相差不多，因此被称为"蚕豆"。秦荣光的注文说："一名寒豆，八月种，蚕时熟，故名。"蚕豆的颗粒较大，宋代宋祁《益都方物略记》中讲："佛豆，豆粒甚大而坚，农夫不甚种，唯圃中莳以为利。以盐渍食之，小儿所嗜。"

鲁迅先生在《朝花夕拾·小引》中说："我有一时，曾经屡次忆起儿时在故乡所吃的蔬果：菱角、罗汉豆、茭白、香瓜。"他在《呐喊·社戏》中又讲："这回想出来的是桂生，说是罗汉豆正旺相，柴火又现成，我们可以偷一点来煮吃。"鲁迅笔下的"罗汉豆"就是蚕豆，据说，这是因为蚕豆的样子确实有点像寺庙里供的罗汉的大肚皮。

79 莲子《中国药典》

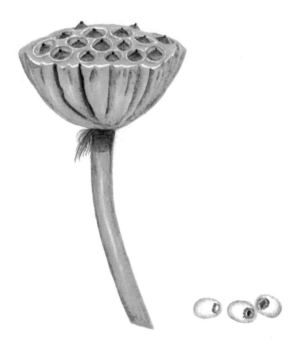

> 瑶池芙蕖清茗饮，玉珠藕实水芝丹。
>
> 解热和血除烦渴，开胃进食缓虚泻。
>
> 养心安神益气力，补肾涩肠止痢疾。
>
> 除寒祛湿强筋骨，固精厚肠抑淋浊。

本品为睡莲科植物莲的干燥成熟种子，也称为莲肉。秋季果实成熟时采割莲房，取出果实，除去果皮，干燥，或除去莲子心后干燥。莲子具有补脾止泻、止带、涩精、养心安神的功效，可用于脾虚泄泻、带下、遗精、心悸失眠的治疗。

【中药故事】

传说，越国为了灭掉吴国，完成复国大业，越王决定将美女西施献给吴王。西施忍辱负重，在范蠡的护送下前往吴国。当他们途中经过嘉兴时，西施突然捂住心口，呼吸急促，心痛难忍。范蠡十分着急，只好暂时安排护送人员就地安顿休整。可谁知西施这一病，3个月都不见好转，看诊的大夫都认为她是因为忧国思乡而生病，开了不少药给她吃，但是却一直不见好转。

一天，一位丫鬟前来探望，奉上一个莲蓬。因为莲子有养心安神的功效，也许刚好可以缓解西施心悸的症状，于是范蠡急忙给西施剥食。西施吃了莲子后，果然心口疼痛的症状缓解了不少。范蠡见莲子可以治疗西施的病，开心极了，便四处找来可以做成莲心羹的上好莲子，亲自为西施烹制。

过了一段时间，西施终于恢复了以往的神采，面色也变得红润起来。西施病好后，范蠡就继续护送她前往吴国。为了纪念美丽的西施姑娘，莲子羹从此成为嘉兴一带的传统甜点，流传至今！

80 莲雾《中华本草》

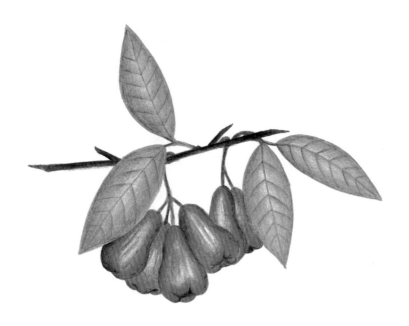

晶莹梨果洋蒲桃，乔木翠羽入云霄。

嫩枝压扁挂莲雾，聚伞顶腋匿素花。

润肺安咳清宿痰，味苦性寒归心肝。

燥湿止痒抑阴痒，泻火解妻敛口疮。

本品为桃金娘科植物洋蒲桃的叶或树皮。全年均可采收，鲜用或晒干。莲雾具有泻火解毒、燥湿止痒的功效，可用于口舌生疮、鹅口疮、疮疡湿烂、阴痒的治疗。

【中药故事】

莲雾是一种具有清甜味道的水果，它的叶或树皮都具有泻火解毒、燥湿止痒的功效。关于莲雾，还有一个美丽的传说，据说《西游记》中唐僧师徒四人走到三江莲雾园，看到了树上娇艳且散发清香的红果时欣喜万分。悟空纵身一跃，骑到树上摘莲雾，八戒则站在树下用衣服来兜。悟空性急，只管摘了莲雾向下扔，八戒动作慢，有的果子没接住，掉到地上，浪费了很多新鲜果子。待师徒四人一顿饱餐，这时，一个小童走了过来，看到半片果园已被这师徒四人糟蹋，难过极了，嚎啕大哭。师徒四人见状十分愧疚，便嘱咐小白龙在此地留下印记，以保佑三江风调雨顺。从此以后，三江莲雾土地上显现出一条生动的龙形。

81 桂花《中药大辞典》

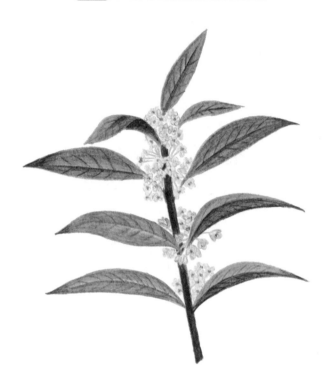

> 芬芳馥郁丹桂语，未逢建酉不遇居。
>
> 金裳云缕绿罗隐，清雅伴月匾星云。
>
> 破结通道开经闭，镇咳平喘祛痰涎。
>
> 味辛性温安冷病，散瘀止痛化肠风。

本品为木犀科植物木犀的花，也称为木犀花。9 ~ 10 月开花时采收，阴干，拣去杂质，密闭贮藏，防止走失香气及受潮发霉。桂花具有化痰、散瘀的功效，可用于痰饮喘咳、肠风血痢、疝瘕、牙痛、口臭的治疗。

【经典名著】

汉代刘歆著、东晋葛洪辑抄的古代历史笔记小说集《西京杂记》记载，汉武帝初修上林苑，群臣纷纷进献包括桂花在内的各类奇花异草、珍稀树种两千多种。公元前 111 年，汉武帝继续在上林苑中兴建扶荔宫，广种各类珍奇植物，甘蕉、龙眼、荔枝、橄榄、柑橘等大多植物都枯死了，只有桂花一直存活着。由此可见，桂花具有较强的生命力，它不仅美观，还具有化痰、散瘀的功效。桂花的香气沁人心脾，又有着特殊的药用功效，于是，很多喜爱喝茶的人将桂花与乌龙茶或红茶一起冲泡，制成桂花乌龙茶和桂花红茶，成为当代倍受百姓喜爱的新式茶饮。

82 桃子《中药大辞典》

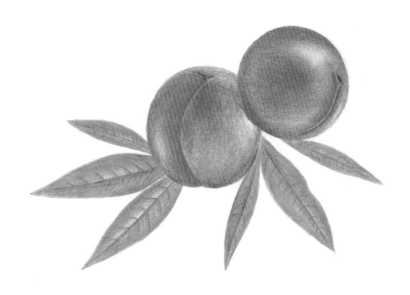

> 桃蹊柳陌细雨暮，夏山如碧清风拂。
>
> 灼灼芳华春烂漫，袅袅轻曳恣芳菲。
>
> 敛阴止汗缓虚劳，甘酸性温入肺金。
>
> 涤热生津消肠燥，活血养肝解心积。

本品为蔷薇科桃属植物桃或山桃的果实，也称为桃实。7～8月成熟时采摘，鲜用或作脯。桃子具有生津、润肠、活血、消积的功效，可用于津少口渴、肠燥便秘、闭经、积聚的治疗。

【经典名著】

桃子为生活中常见的一种水果，同时，桃子还是一味中药。正是因为桃子的药用功效，为桃子增添了不少传奇色彩，百姓们想象桃子是神仙品尝的仙果，吃了头等桃子，即可"与天地同寿，与日月同庚"；吃了中等桃子，即可"霞举飞升，长生不老"；即使吃了下等小桃，也可以"成仙得道，体健身轻"。所以桃子也被称为"仙桃""寿桃"。

自古以来，和桃子有关的的经典名著也有很多，最具有代表性的就是《诗经》。《诗经》中有这样一段诗歌：

桃之夭夭，灼灼其华。之子于归，宜其室家。

桃之夭夭，有蕡其实。之子于归，宜其家室。

桃之夭夭，其叶蓁蓁。之子于归，宜其家人。

诗歌祝贺女子出嫁，家庭美满幸福。三句诗歌，一句描写桃花，形容女子的秀美；一句描写桃实，一句描写桃叶，寓意家庭兴旺，幸福美满。

83 核桃仁《中国药典》

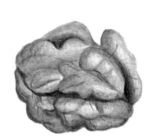
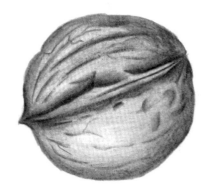

> 崎岖不平路坎坷，履险如夷无奈何。
>
> 返朴还淳排万难，斗转星移定乾坤。
>
> 健腰壮膝抑酸软，温补肺肾止虚寒。
>
> 胡桃子实延年寿，定喘润肠益命门。

本品为胡桃科植物胡桃的干燥成熟种子，也称为胡桃仁。秋季果实成熟时采收，除去肉质果皮，晒干，再除去核壳和木质隔膜。核桃仁具有补肾、温肺、润肠的功效，可用于肾阳不足、腰膝酸软、阳痿遗精、虚寒喘嗽、肠燥便秘的治疗。

【中药故事】

传说，核桃仁又被称为"长寿果"，它和蟠桃一样都属于西王母栽种的圣果，凡人是看不见摸不着的，非常珍贵。西王母和玉皇大帝来到卢氏，随身把核桃仁也带了过来。

有一年，卢氏发生了瘟疫，神医扁鹊带着弟子来玉皇山采药，灵芝、天麻、枣皮、金银花都采到了，但唯独少了最重要的一味药——核桃仁。到哪里才能找到核桃仁呢？弟子子阳建议：进瓮潭沟，向住在瓮城瀑布上面的西王母讨要。

扁鹊来到瓮潭沟，仙子杜鹃送来核桃仁，并告诉他，一个核桃仁数量太少了，根本救不了多少人，建议扁鹊把它种在沟口。后来扁鹊种的这一株核桃树，经过王母娘娘的点化，瞬间长成大树，结出许多核桃，扁鹊也因此得到了一味珍贵的药材——核桃仁。

84 臭梧桐《中药大辞典》

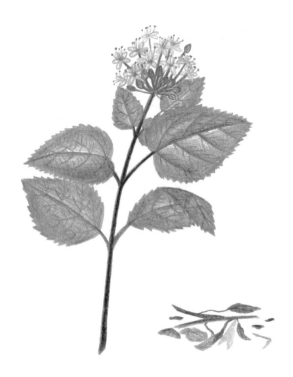

> 八角梧桐百日红，海州常山臭芙蓉。
>
> 赤花蓝实彩盈送，生于山坡灌丛中。
>
> 祛风除湿缓痛痹，消痔疗疮缓疟疾。
>
> 味苦性平入肝胆，消腊止痢化痈疽。

本品为马鞭草科植物臭梧桐的嫩枝及叶，也称为海州常山。8～10月开花后采收，或在6～7月开花前采，割取花枝及叶，捆扎成束，晒干。臭梧桐具有祛风湿、降血压的功效，可用于治风湿痹痛、半身不遂、高血压、偏头痛、疟疾、痢疾、痔疮、痈疽疮疥的治疗。

【名人轶事】

金元时期的著名医家朱震亨，医术高明，因为他的家乡有一条美丽的小溪，名为丹溪，世人便尊称他为"丹溪翁"。

有一天，邻居中一位妇女难产，腹痛难忍，家属十分着急。朱丹溪为产妇仔细诊察后，嘱咐产妇家人用庭院中的臭梧桐叶熬水给产妇喝。家属按照朱丹溪的治疗方法，给产妇服用了臭梧桐叶水，没想到不一会儿，一个大胖小子就诞生了，母子平安。一家人欢天喜地，逢人就夸朱丹溪是名医。

过了一段时间，隔壁院子的一位产妇也难产，这家人听说过朱丹溪用臭梧桐叶治疗产妇难产的事，于是应用同样的方法，没想到一点效果都没有，产妇依然疼痛难忍。最后，这家人请来了朱丹溪，一番诊察后，朱丹溪为产妇开了催生药。没过多久，这个产妇也顺利生产。人们惊叹朱丹溪的医术的同时，又觉得十分奇怪，于是请教丹溪翁为什么第二位产妇不能用臭梧桐叶治疗难产。朱丹溪笑着告诉大家，臭梧桐并不能治疗难产，给第一位产妇用是为了安抚她，消除她的紧张情绪，让她自然顺利分娩，而第二位产妇确实需要催生，所用给她用了催生的药物。大家恍然大悟，更加敬佩朱丹溪的医术与智慧。

85 海桐皮 《中药大辞典》

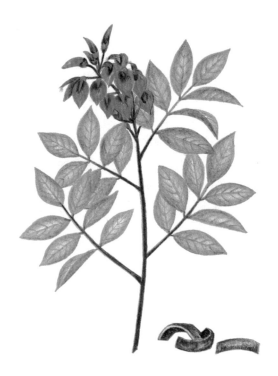

> 落叶乔木空桐树，英姿繁茂山芙蓉。
>
> 巧得丁皮入汤制，辛苦性平理肝脾。
>
> 祛风除湿止痛痹，杀虫安痹缓痢疾。
>
> 行经通络达病处，生肌散血凉皮肤。

本品为豆科植物刺桐的干皮，也称为钉桐皮。全年可收，而以春季较易剥取，将树砍伐剥取干皮，刮去棘刺及灰垢，晒干。海桐皮具有祛风湿、通经络、杀虫的功效，可用于风湿痹痛、痢疾、牙痛、疥癣的治疗。

【中药故事】

传说，有位农夫，老实安分，生活悠然自得。后来他沾染上了赌博的恶习，最终落得个妻离子散，穷困潦倒。农夫家里的房子潮湿阴暗，农夫也因此得了风湿病，经常腰腿疼痛到无法正常行走，再加上饥荒，农夫饿得头晕眼花。每当回忆起曾经一家人的快乐生活，农夫就后悔不已。情急之下，农夫把院子里的海桐树皮扒下来充饥，就这样，农夫又撑了几天，直到见到自己的妻儿。更加令农夫开心的是，他的风湿腰腿痛竟奇迹般地痊愈了。难道是海桐皮可以治疗风湿痹痛？后来，只要遇到得风湿的人，老农就将海桐皮可以治疗风湿的事情告诉患者，人们也因此记住了这样一味可以祛风湿、通经络，治疗风湿痹痛的中药。

86 桑椹《中国药典》

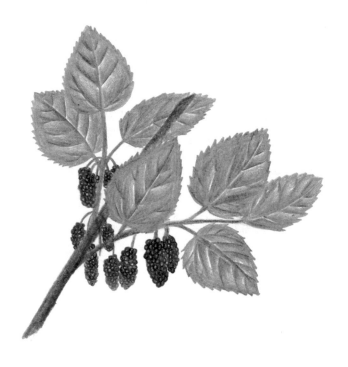

> 乾之精华乌椹子，拾椹异器敬孝心。
> 补血滋阴黑须发，甘寒除热利关节。
> 生津润燥消烦渴，安魂镇身风自息。
> 清肝益肾祛瘰疬，益水固精福寿新。

本品为桑科植物桑的干燥果穗，也称为桑实。4～6月果实变红时采收，晒干，或略蒸后晒干。桑椹具有补肝、益肾、息风、滋液的功效，可用于肝肾阴亏、消渴、便秘、目暗、耳鸣、瘰疬、关节不利的治疗。

【成语故事】

桑椹是一种常见的水果，不仅味道酸甜可口，还具有补肝、益肾、息风、滋液的药用功效。关于桑椹，元代郭居敬所著《全相二十四孝诗选》中记载了一个感人至深的故事。汉代汝南人蔡顺，少年丧父，与母亲相依为命。当时正是王莽之乱时期，社会动荡，又遇饥荒，很多百姓都饿着肚子，只能靠拾桑椹来充饥。一天，蔡顺正在拾桑椹，遇到赤眉军。赤眉军见蔡顺用两个篓子装桑椹，一个篓子放着黑色的桑椹，一个篓子放着红色的桑椹，出于好奇，就询问蔡顺分篓子装桑椹的原因。蔡顺告诉士兵："分装桑椹是为了让母亲方便食用黑色的桑椹，口感偏酸的红色桑椹给我自己吃。"蔡顺的一片孝心令赤眉军十分感动，于是赤眉军送给了蔡顺两斗白米、一只牛蹄让他带回家孝敬老母亲。拾椹（同"葚"）异器的故事被后世广为流传，成为二十四孝中的经典故事之一。

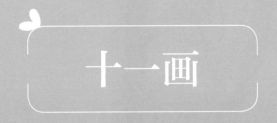

十一画

87 黄瓜《中药大辞典》

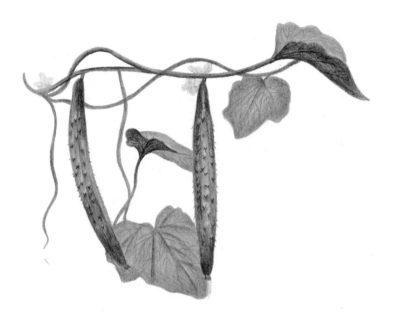

> 冰清玉洁灵蔬果，窈窕楚腰披绿罗。
> 甘脆爽口寻佳饮，藤绕青蒂筑凉荫。
> 清热解毒利水道，味甘性凉入胃肠。
> 除烦消渴缓肿痛，补脾止泻益中堂。

本品为葫芦科植物黄瓜的果实，也称为胡瓜。7～8月间采取果实，鲜用。具有除热、利水、解毒的功效，可用于烦渴、咽喉肿痛、火眼、烫火伤的治疗。

【中药故事】

黄瓜是百姓餐桌上常见的一种蔬菜，它不仅营养丰富，还具有除热、利水、解毒的药用功效。关于黄瓜名字的来历，还有一个有趣的小故事，话说"胡人"是中国古代对北方边地及西域人民的称呼，张骞出使西域时将黄瓜带回了中原，因此，黄瓜当时被称为胡瓜。

十六国时期后赵明帝石勒做皇帝以后，十分忌讳汉人说"胡"字，在他眼里这属于歧视，于是，他下令全国不得用"胡"字，违者问斩。有一次，石勒召见地方官员，当他看到襄国郡守樊坦的穿着破破烂烂的时候感到很吃惊，了解后才知道樊坦遇到了胡人强盗的抢劫。石勒看樊坦一介书生，就没有追究樊坦怒骂胡人的事，还赐给了樊坦一些衣物。过了一会儿，皇帝宴请群臣时，石勒指着一盘胡瓜问樊坦为何物，樊坦谨慎了很多，回答道："紫案佳肴，银杯绿茶，金樽甘露，玉盘黄瓜。"石勒听了哈哈大笑。从此，黄瓜这个名字就被流传至今。

88 黄皮果《中药大辞典》

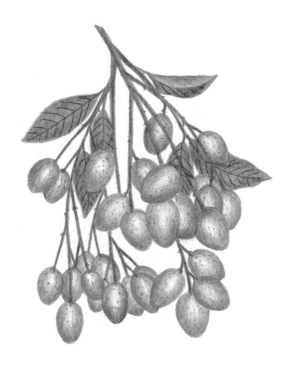

碧翠羽叶挂金果，芸香小乔欲扶托。

饥啖荔枝饱黄皮，调脏理郁披莹衣。

甘酸性温平呕恶，理气除满利胸膈。

化气安疝止痛痹，消食散痰清滞积。

本品为芸香科植物黄皮的果实，也称为黄皮子。黄皮果具有消食、化痰、理气的功效，可用于食积不化、胸膈满痛、痰饮咳喘的治疗。

【中药故事】

相传，东晋南北朝时期，有一位姓黄的郎中，他医术高明，心地善良，从不收取穷苦患者的钱财，当地百姓尊称他为"黄药仙"。有一年，邻县出现了一种传染性很强的皮肤病，患者痛痒难忍，久治不愈。黄药仙受人之托来到邻县，潜心钻研治疗这种皮肤病的方法。黄药仙跑遍了大大小小数百座山峰，依然没有找到治疗这种皮肤病的药物，又累又饿的黄药仙倒在了一座崖壁上。当他醒来的时候，黄药仙发现前方有一座道观，出于好奇，他走了进去。在道观的大殿上黄药仙遇到一位老者，黄药仙将自己上山采药救治百姓的事告诉了老者。老者被黄药仙一心为百姓治病的真诚所感动，指点他到黄皮山之顶寻找药材，黄药仙按照老者的指点，历尽艰险，终于发现了治疗百姓皮肤病的药材。果然，用药后的百姓逐渐好转，数日后病患全无。黄药仙将这种药材的果核种在院落里，最后，这些果核都长成了小树，树上结满了黄色的果实，果子具有消食、化痰、理气的功效，果叶有治疗皮肤病的作用。从此以后，人们为了纪念黄药仙，将这种果实称为黄皮果。

89 黄芪《中国药典》

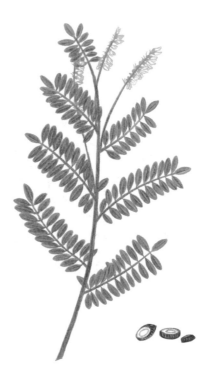

" 味甘性温归肺脾，托妻排脓生新肌。
补气固表消肿胀，利水安宫化痈疮。 "

本品为豆科植物蒙古黄芪或膜荚黄芪的干燥根，也称为绵芪。春季和秋季采挖，除去须根和根头，晒干。黄芪具有补气升阳、固表止汗、利水消肿、生津养血、行滞通痹、托毒排脓、敛疮生肌的功效，可用于气虚乏力、食少便溏、中气下陷、久泻脱肛、便血崩漏、表虚自汗、气虚水肿、内热消渴、血虚萎黄、半身不遂、痹痛麻木、痈疽难溃、久溃不敛的治疗。

【中药故事】

清代法医学家许叔夏曾为官江苏，一天幕僚的亲戚前来省亲，这位亲戚本身身体就不好，这一路奔波，病更重了，刚到许叔夏幕僚家就病倒了。他身体肿胀，大汗淋漓，二便不通，幕僚赶忙请许叔夏诊治。许叔夏诊治后，命人给幕僚亲戚煎服黄芪。幕僚亲戚服后，症状大大缓解，不一会小便就通了，全身浮肿也明显消除。他坚持服用了两个月后，病就痊愈了，但许叔夏告诉他需要静养，避免第二年复发。

幕僚亲戚病好后，只顾着高兴，早已不记得许叔夏的叮嘱。一年后，他果然又发病了。当地医生看后，为他开了大剂量祛湿药，结果服用后，奄奄一息。他的妻子忽然想起之前许叔夏为他开的药，急忙买来黄芪，用去年的方法煎制，喂丈夫服下，没过一会，丈夫的小便就通了。从这以后，幕僚亲戚开始静养，并按时服用黄芪汤，再也不敢掉以轻心了。

90 黄连《中国药典》

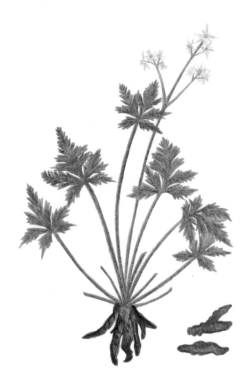

> 入口良药丛林见，矢志不渝鸡爪连。
>
> 润肺养心止痹痛，味苦性寒归胃肝。
>
> 泻火燥湿除烦满，益胆厚肠愈伤寒。
>
> 消痞祛疳安呕逆，解妻杀虫缓痢疾。

本品为毛茛科植物黄连、三角叶黄连、峨眉野连或云南黄连的根茎，也称为王连。以立冬后（11月）采收为宜。掘出后除去茎叶、须根及泥土，晒干或烘干，撞去粗皮。黄连具有泻火、燥湿、解毒、杀虫的功效，可用于时行热毒、伤寒、热盛心烦、痞满呕逆、菌痢、热泻腹痛、肺结核、吐、衄、下血、消渴、疳积、蛔虫病、百日咳、咽喉肿痛、火眼、口疮、痈疽疮毒、湿疹、汤火烫伤的治疗。

【经典名著】

西汉刘向编订的国别体史书《战国策》是中国古代的一部历史学名著。其中有一个关于黄连的故事。话说战国时期，燕昭王请教智者郭隗共同商讨治理国家、富民强国的方法。郭隗献策让燕昭王通过重用自己，来塑造燕昭王惜才的形象，这样，有才能的人自然会前来自荐为燕昭王效力。燕昭王听后，立刻将郭隗尊为老师，悉心照料。果然消息一传开，很多有才能的人都不远千里前来自荐，争先恐后地为燕昭王效力。燕昭王对前来自荐有才能的人均委以重任，与大家同苦同乐，受到举国上下的一致拥戴。

正是因为燕昭王与大家共度苦难，不久以后，燕国国富民强，百姓安居乐业。这个故事最后演化成为成语"蜜饯黄连"，寓意同甘共苦。

91 菠菜《中药大辞典》

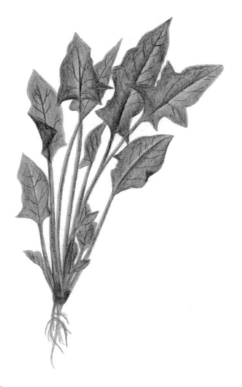

> 一年草本波棱菜，光滑柔润嫩红根。
>
> 不惧寒风劲高昂，翘首苍穹叶碧秧。
>
> 养血敛阴治衄血，润燥消渴清滞结。
>
> 利肠益胃散内热，安脏通脉开胸膈。

本品为藜科植物菠菜的带根全草，也称为菠棱。菠菜具有养血、止血、敛阴、润燥的功效，可用于衄血、便血、坏血病、消渴引饮、大便涩滞的治疗。

【名人轶事】

唐太宗李世民的宰相魏征很喜欢吃菠菜，曾有过这样一段趣闻。魏征为人耿直，经常直言反对李世民的各项工作。有一次，李世民宴请文武百官，其中有一道菠菜，菠菜不仅营养丰富，还是一味具有养血止血、敛阴润燥功效的中药，加上魏征平日十分喜爱吃菠菜，因此，当魏征看到自己面前有一盘新鲜菠菜后，两眼放光。当魏征正准备动筷时，李世民突然告诉魏征，让他不要急着吃，先谏言，把所有想说的建议今天说个痛快。魏征满脑子都是他最爱吃的菠菜，哪里顾得上谏言呢？他语无伦次地说了一些不合时宜的建议，最后，还因为说错了话而懊恼不已。从此以后，魏征谏言前都会经过深思熟虑，再也没有不分场合直言反对唐太宗的情况了。

92 甜石榴《中药大辞典》

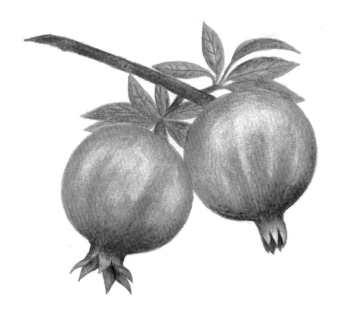

> 一荷一叶露水甜，一丝一竹锦云斑。
> 曲径幽隐红果坠，甜沁天浆垂髫追。
> 甘酸性温明目翳，清咽消肿缓痢疾。
> 通筋壮骨止痛痹，生津止渴化虫积。

本品为石榴科植物石榴的果实，也称为天浆。甜石榴具有生津止渴，杀虫的功效，可用于咽燥口渴、虫积、久痢的治疗。

【民风民俗】

中秋节是中国民间的传统节日，中秋节前后正逢石榴成熟，因此，就有了中秋节吃石榴的习俗。石榴多籽，色彩鲜艳，甘美多汁，寓意家庭幸福、多子多福、儿孙满堂，象征着长寿、团圆和吉祥。同时，石榴营养丰富，维生素 C 含量较高，富含有机酸、叶酸，也是一味具有生津止渴、杀虫功效的中药。娇艳的石榴花寓意着繁荣、富贵吉祥，为西班牙的国花。

93　甜瓜《中药大辞典》

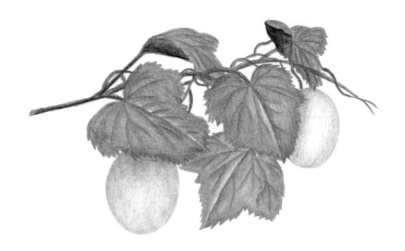

> 翠玉香瓜匍匐隐，碧叶轻披绿罗衣。
>
> 蜜汁甘露浆满溢，遇芳省物自屏息。
>
> 除烦解渴清暑气，味甘性寒入胃心。
>
> 利尿下痢缓腹痛，祛湿益气通三壅。

本品为葫芦科植物甜瓜的果实，也称为甘瓜。7～8月果实成熟时采收。甜瓜具有清暑热、解烦渴、利小便的功效，可用于暑热烦渴、小便不利、暑热下痢腹痛的治疗。

【中药故事】

相传，北宋时期，江西九江有一位瓜农，他在户外看瓜，天气炎热，瓜农中暑患上了痢疾。他疼痛难忍，很多医生都束手无策，瓜农痢疾越来越严重，无奈又饥饿的他回到瓜棚，一口气吃下一个甜瓜。没想到吃完后，腹痛竟然减轻了，瓜农赶紧又吃了一些甜瓜，没过一会，他的痢疾停止了，腹痛也逐渐消失。从此，甜瓜治疗暑热下痢腹痛的功效就流传开来了。

94 梨 《中药大辞典》

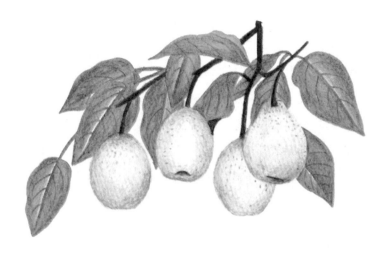

"

七子梨花飞雪挂，春风轻抚冰洁葩。

香甜氤氲沁心脾，素洁淡雅互相依。

生津除燥消烦渴，清热化痰缓热咳。

滋阴利腑益五脏，润肺凉心解妻痊。

"

本品为蔷薇科植物白梨、沙梨、秋子梨等栽培种的果实，也称为果宗。8～9月间果实成熟时采收。鲜用或切片晒干。梨具有生津、润燥、清热、化痰的功效，可用于热病津伤烦渴、消渴、热咳、痰热惊狂、噎膈、便秘的治疗。

【民风民俗】

惊蛰是二十四节气中的第三个节气，反映了自然生物萌发生长的现象。惊蛰前后天气干燥，人们容易出现口干舌燥和咳嗽的症状。梨味甘酸，性凉，具有生津清热、润燥化痰的作用。因此，惊蛰时吃梨子可以缓解口干舌燥和咳嗽等症状，可以生吃、蒸煮、榨汁或烤着吃。同时，百姓们认为梨与"离"同音，惊蛰吃梨，寓意疾病远离，身体安康。

95　猪苓《中国药典》

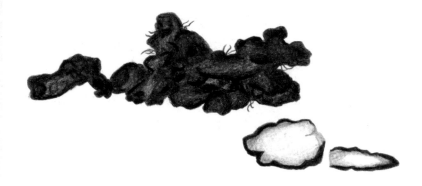

> 依附山林隐匿中，无苗难寻猪苓踪。
>
> 甘以助阳觅菌药，淡以通窍地乌桃。
>
> 利尿渗湿开水道，化淋止带清白浊。
>
> 甘淡性平入脾肾，发汗截疟缓目昏。

本品为多孔菌科植物猪苓的干燥菌核，也称为豕零。南方全年皆可采收，北方以夏季和秋季为多。挖出后去掉泥沙，晒干。放在干燥通风处。猪苓具有利尿渗湿的功效，可用于小便不利、水肿胀满、脚气、泄泻、淋浊、带下的治疗。

【科普知识】

陕西省宝鸡市太白山主峰拔仙台林中，有一种名叫猪苓的中药，它具有利尿渗湿的功效。密林中的野生猪苓形态饱满，品质较高，有不少采药人前往采挖猪苓。但是要想采挖到高品质猪苓，就必须到密林深处。据说密林中有一只黑熊，采药人称他为"山神"，采药人挖到的第一袋猪苓需要放置在密林中的大岩石上，奉献给"山神"，才可以继续采挖猪苓带下山。

96 寄生黄 《中药大辞典》

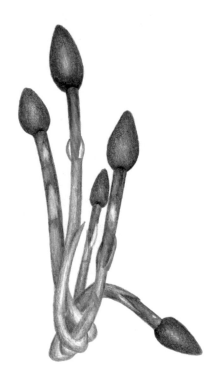

文王境遇神农架，御笔诗画得珠名。

武当珍奇似羊毫，借母还胎根寄生。

破瘀摄血疗痹痛，化腐生肌祛风湿。

止痢抚伤缓崩漏，全株珍瑰养君方。

本品为蛇菇科植物筒鞘蛇菇的全草，也称为文王一支笔，寄生于林中木本植物的根上。秋季采收。寄生黄具有润肺止咳、行气健胃、清热利湿、凉血止血、补肾涩精的功效，可用于肺热咳嗽、脘腹疼痛、黄疸、痔疮肿痛、跌打损伤、咯血、月经不调、崩漏、外伤出血、头昏、遗精的治疗。

【中药故事】

传说，周文王有一天路过湖北神农架，发现当地的风景极为优美。于是在这雅致的风景下，他一边饮酒，一边批阅公文，谁知道一不小心，把自己批阅公文的笔掉到了山下。就在侍从不知所措的时候，周文王若无其事地将脚下一种野生植物捡起来当笔，继续批阅他的公文。后来这种植物就被称为"文王一支笔"。传说中的文王一支笔就是中药寄生黄，分布于云南、贵州、四川、湖北、陕西南部等地。

97 密蒙花《中国药典》

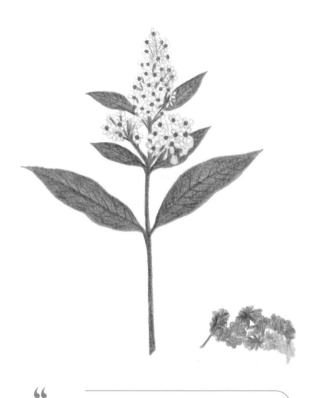

> 密蒙黄花醉鱼草，马钱羊耳朵朵尖。
>
> 落叶灌木玉卓立，披针狭叶对相依。
>
> 润燥补血清虚火，养肝明目退翳膜。
>
> 祛风凉血消肿痛，味甘性凉入汤中。

　　本品为马钱科植物密蒙花的干燥花序或花蕾，别名小锦花。2～3月间花未开放时采摘簇生的花蕾，除净枝梗等杂质，晒干。密蒙花具有祛风、凉血、润肝、明目的功效，可用于目赤肿痛、多泪羞明、青盲翳障、风弦烂眼的治疗。

【妙笔生花】

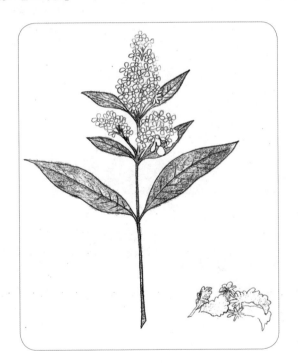

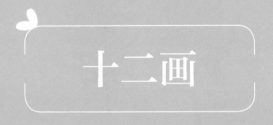

十二画

98 葛花《中药大辞典》

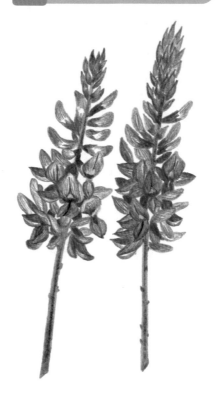

> 落叶藤本挂云木，素雅紫苞清宿逐。
>
> 恬淡虚无掠浮影，幽茗一盏啜花茗。
>
> 除烦消渴助运化，化和醒脾野葛花。
>
> 味甘性凉入阳明，退热解酒理胃经。

本品为豆科植物葛的花，也称为葛条花。立秋后当花未完全开放时采收，去掉梗叶，晒干。葛花具有解酒醒脾的功效，可用于伤酒发热烦渴、不思饮食、呕逆吐酸、吐血、肠风下血的治疗。

【妙笔生花】

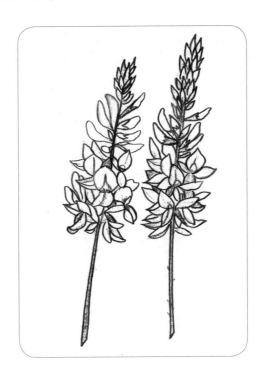

99 葡萄《中药大辞典》

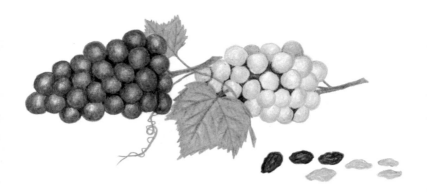

> 根蒂蟠虬青须绕，赐紫樱桃草龙珠。
>
> 繁葩倚蔓舞秋影，骊润珠玑晕轻霜。
>
> 强筋壮骨益肝脾，解表透疹利淋溺。
>
> 扶正安胎固宫本，祛风除湿痹痛消。

本品为葡萄科葡萄属植物，也称为草龙珠，以果、根、藤入药。秋季采收，晒干或鲜用。葡萄具有补气血、强筋骨、利小便的功效，可用于气血虚弱、肺虚咳嗽、心悸盗汗、风湿痹病、淋病、浮肿的治疗。

【名人轶事】

葡萄是生活中一种常见的水果，可是有很多人不知道，葡萄的果、根、藤均可入药。自古以来，描写葡萄的诗词非常多，最为著名的莫过于唐代边塞诗人王翰所赋的《凉州词》。王翰才华出众，其诗载于《全唐诗》中的有 14 首，其中《凉州词》被广为流传。全诗如下：

葡萄美酒夜光杯，欲饮琵琶马上催。

醉卧沙场君莫笑，古来征战几人回？

凉州词，也称凉州曲，是唐代流行的一种曲调名。这首诗中所描述的场景：在精美的夜光杯之中，盛满甘醇的葡萄美酒，伴着欢快的琵琶声助兴催饮，大家不醉不休，将士们也早已将生死置之度外。这首诗充分表现了诗人的豪情壮志和家国情怀。

100 葱白《中药大辞典》

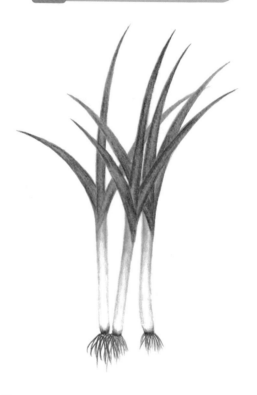

> 多年草本和事草，簇生鹿胎四季葱。
>
> 发汗解表御风寒，补肾明目入肺金。
>
> 止衄利溺通关节，达表和里安胎心。
>
> 通阳益气散浮邪，味辛性温化痈疖。

本品为百合科葱属植物葱的鳞茎，也称为大葱。7～9月采挖，除去须根，叶及外膜，鲜用。葱白具有发表、通阳、解毒的功效，可用于感冒风寒、阴寒腹痛、二便不通、痢疾、疮痛肿痛、虫积腹痛的治疗。

【中药故事】

相传，神农尝百草时找到的一味良药——葱白，具有发表、通阳、解毒的功效，而且药效极佳。此药在中国传统饮食中，常作为调味佐料。因为它可以与日常饭菜一同食用，所以也被称为"和事草"。相传，宋代理学家朱熹去看望他的女儿女婿，女婿恰好不在家，女儿留父亲在家里吃饭。因为家里实在是太穷了，女儿只好拿出葱汤麦饭来招待父亲。父亲难得来一趟，女儿心里觉得很过意不去，于是一再向父亲表示歉意。朱熹即兴吟了一首诗："葱汤麦饭两相宜，葱补丹田麦疗饥。莫谓此中滋味薄，前村还有未炊时。"题诗之后，便欣然离去。

101 棕榈花《中药大辞典》

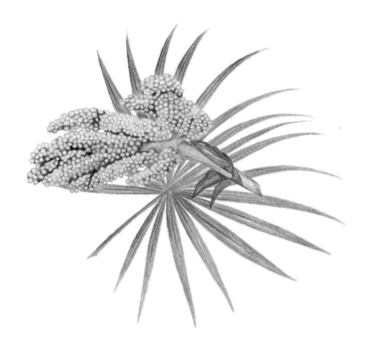

> 暮春茎中遇金苞，花穗缤纷落鱼巢。
>
> 鹅黄子实珍馐味，芬芳玉食悦精神。
>
> 停带缩宫消瘰疬，苦涩性平入肝脾。
>
> 克痢缓崩利肠气，止血缓泻散结积。

　　本品为棕榈科植物棕榈的花。棕榈花具有止血、止泻、活血、散结的功效，可用于血崩、带下、肠风、泻利、瘰疬的治疗。

【妙笔生花】

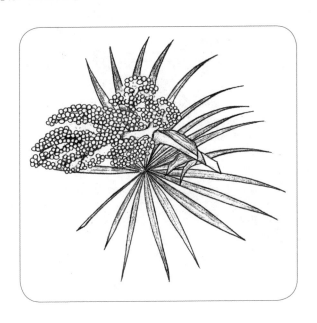

102 番石榴《中国中草药汇编》

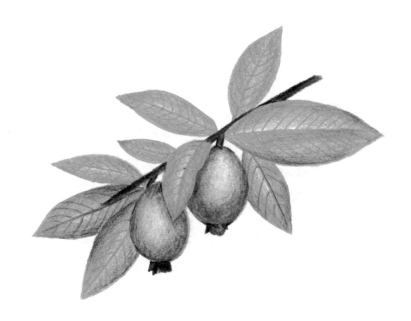

> 收敛止泻稚胎果，健脾消积熟子浆。
>
> 干燥止血翠羽叶，味甘性平入大肠。
>
> 馥郁香气飘百米，饱满坚实为佳方。
>
> 祛风化湿缓痹痛，清热解妻化痈疮。

本品为桃金娘科番石榴属植物，也称为鸡矢果，以叶和果入药。春季和夏季采叶，秋季采果，晒干。番石榴具有收敛止泻、消炎止血的功效，叶和果可用于急慢性肠炎、痢疾、小儿消化不良的治疗，鲜叶可用于跌打损伤、外伤出血、臁疮久不愈合的治疗。

【科普知识】

番石榴，甘美多汁，无籽肉滑，营养丰富，而且石榴是一味具有收敛止泻、消炎止血功效的中药，因此，深受百姓喜爱。同时，番石榴还广泛应用于食品加工业，具有较高的经济价值。

如果食用新鲜番石榴，可以将其洗净、切片，撒上适量的盐或酸梅粉腌制即可。番石榴果汁也是一种不错的选择，具体制作方法如下：将新鲜番石榴洗净、切碎，放入料理机中，加水制成番石榴汁，然后根据个人口味加入适量蜂蜜调味。番石榴还可以制成各式沙拉，具体制作方法如下：将新鲜番石榴洗净、切块，然后根据个人口味加入其他食材，如彩椒、紫甘蓝、肉等，最后淋上沙拉酱和橄榄油即可。

103 普洱茶《中药大辞典》

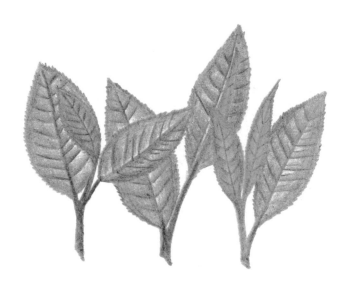

> 杀青揉捻燥浮气,冰岛古树敬伏羲。
>
> 浓醇甘露养提梁,高锐持久闻茗香。
>
> 生津止渴通下气,消食辟瘴缓痢疾。
>
> 泄热解毒逐风痰,甘苦性寒入胃肝。

本品为山茶科植物普洱茶的叶，也称为普雨茶。普洱茶具有消肉食、逐风痰、泄热、解毒、生津、止渴的功效，可用于疹气腹痛、干霍乱、痢疾的治疗。

【中药故事】

传说，清高宗乾隆皇帝很喜爱品茶与鉴茶。有一次，正逢各地贡茶齐聚、斗茶赛茶的吉日，乾隆皇帝注意到一款新茶汤，茶色红透明亮，醇香沁人心脾。这款茶为云南普洱府所贡，乾隆皇帝赐名为普洱茶。

普洱茶庄的茶师们得知后，都开始研究起普洱茶的加工工艺来。这款茶的出现，其实是因为当时茶商赶时间，将还没有完全晒干的毛茶压饼进贡。一路进京，从春天到夏天，阴雨时断时续，等到了目的地，原本绿色泛白的茶饼已经变成了褐色，没想到茶汤品质却明显提升，茶色红透明亮，茶味醇厚回甘，后人通过研究发现，普洱茶还具有消肉食、生津止渴等药用功效。

从此以后，普洱茶的制茶工艺在普洱府各茶庄的茶人中代代相传，并不断发扬光大。清代宫廷也形成了"夏喝龙井、冬饮普洱"的传统。

104 遍山红《中药大辞典》

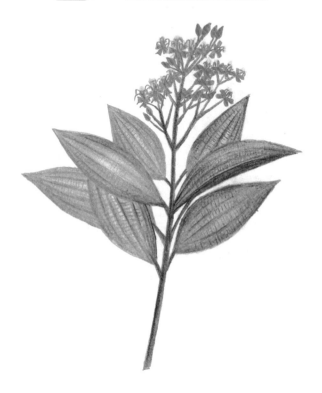

> 云锦赤霞漫溪野，大叶朝天遍山红。
>
> 秀丽天姿层林染，絮花百效赏华芳。
>
> 清热利湿缓泻痢，苦甘性凉归肝肠。
>
> 镇痛解妻定疮肿，止血停带安胎宫。

本品为野牡丹科植物尖子木的全株或根，也称为秤杆菜。夏季和秋季采收。遍山红具有清热利湿、凉血止血、消肿解毒的功效，可用于湿热泻痢、吐血、尿血、月经过多、产后血崩、带下、疮肿、跌打肿痛、外伤出血的治疗。

【妙笔生花】

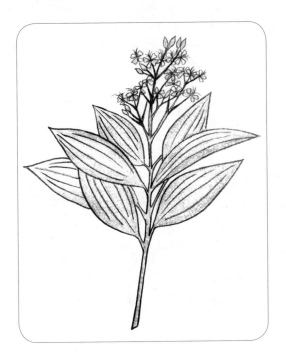

十三画以上

105 蒲黄《中国药典》

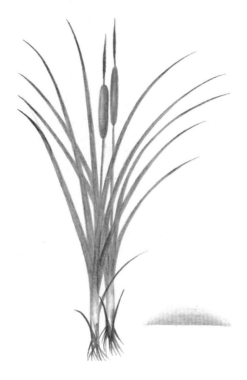

> 随遇而安蒲草黄，轻舞飞扬落水芳。
>
> 润滑细腻捻容颜，甘辛性凉归心肝。
>
> 通经开闭缓痛痹，通淋止带安痢疾。
>
> 抚疹除痒治癥结，活血化瘀愈疮疖。

本品为香蒲科植物水烛香蒲、东方香蒲或同属植物的干燥花粉，也称为蒲草。夏季采收蒲棒上部的黄色雄花序，晒干后碾压，筛取花粉。蒲黄具有止血、化瘀、通淋的功效，可用于吐血、衄血、咯血、崩漏、外伤出血、经闭痛经、脘腹刺痛、跌仆肿痛、血淋涩痛的治疗。

【中药故事】

南朝政治家、文学家江淹所著《为始安王拜南兖州刺史章》中记载着这样一句话："臣职右南阳，谢蒲鞭之政。"成语"蒲鞭之政"就出自于此，将柔软的蒲草当鞭子，自然无法伤人，旧时寓意官吏宽厚仁慈。中药蒲黄是蒲草的干燥花粉，具有止血、化瘀、通淋的功效。同时，蒲草也常用于水体景观设计中，作为庭院、水景布置的植物之一。

106 鲈鱼《中药大辞典》

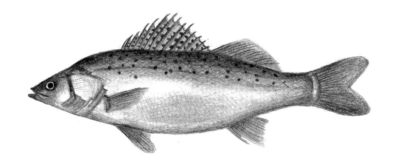

> 体长侧扁皆圆钝，巨口细鳞四鳃鲈。
>
> 珍肴佳酿甘露饮，颐香不思他来馐。
>
> 祛风除痹治水气，味甘性平滋中堂。
>
> 保宫安胎和五脏，益脾养胃得益彰。

本品为鮨科真鲈属动物鲈鱼的肉。常年均可捕捞。捕后，除去鳞片及内脏，鲜用或晒干。鲈鱼具有益脾胃、补肝肾的功效，可用于脾虚泻利、消化不良、痞积、百日咳、水肿、筋骨痿弱、胎动不安、疮疡久不愈合的治疗。

【成语故事】

鲈鱼是百姓餐桌上一道常见的菜肴，它不仅营养丰富，还具有益脾胃、补肝肾的药用功效。唐朝初年名相、政治家、史学家，隋朝泾阳令房彦谦之子房玄龄等人合著的《晋书》是中国的"二十四史"之一。《晋书·张翰传》中有一个关于鲈鱼的小故事，话说晋代有一个人叫张翰，他曾于洛阳任齐王司马冏的属官。在司马冏即将垮台的那段时间，张翰有了归隐避祸的想法，但是他又舍不得放弃眼前的功名利禄。

"翰因见秋风起，乃思吴中菰菜、莼羹、鲈鱼脍。"有一年秋天，张翰回想起家乡菜莼菜羹和鲈鱼脍，他陷入了沉思：人的一生应当遵从内心，既然自己如此想念自己的家乡，为什么还要在异地做这个没有前途的官儿呢？想到这里，张翰豁然开朗，立即启程，驱车回到了自己的家乡。张翰刚走不久，齐王司马冏就谋反被杀了，人们都觉得张翰很有先见之明。

从此，"莼羹鲈脍"这个成语就被流传开来，用来形容人对家乡的思念之情。

107 酸枣仁《中国药典》

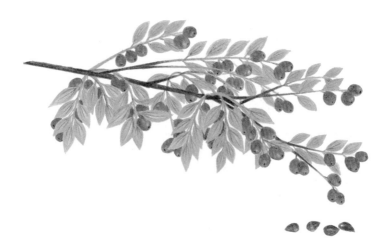

> 宁心消渴敛虚汗，益志安神助睡眠。
>
> 轻身延年安五脏，宝璐子实遇良方。
>
> 坚筋壮骨缓痛痹，荣筋养髓和胃脾。
>
> 温中利湿酸枣仁，味甘性平入心肝。

本品为鼠李科植物酸枣的种子，也称为枣仁。秋季果实成熟时采收，将果实浸泡一宿，搓去果肉，捞出，用石碾碾碎果核，取出种子，晒干。酸枣仁具有养心补肝、宁心安神、敛汗、生津的功效，可用于虚烦不眠、惊悸多梦、体虚多汗、津伤口渴的治疗。

【中药故事】

相传唐代永淳年间，相国寺一位高僧莫名地得了癫狂病，发作时打人毁物，看了很多医生，都没有治好。高僧的哥哥潘某请来了药王孙思邈为高僧医治。孙思邈仔细地为高僧诊察了一番，并嘱咐了潘某一些注意事项。当天黄昏时刻，高僧口渴难忍，不停地要水喝，潘某将这个情况告诉了孙思邈，孙思邈取出一袋药粉让高僧喝下，服药后，高僧便沉沉地睡去。等到高僧一觉醒来，家人发现他神志清醒，疾病痊愈。高僧的家人十分好奇孙思邈如何治好了高僧的癫狂病。其实孙思邈用的方子叫作"朱砂酸枣仁乳香散"，酸枣仁本身就具有养心补肝、宁心安神、敛汗生津的功效，再加上其他药物配伍则可事半功倍。

108 辣椒《中药大辞典》

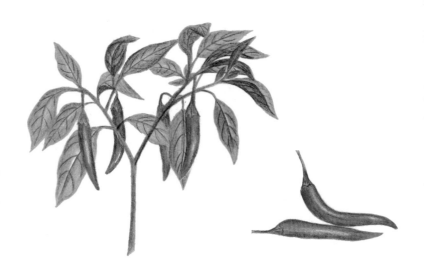

> 坚贞傲立映骄阳，青枝碧叶育红秧。
>
> 消宿辟恶开腑气，味辛性热归心脾。
>
> 温中散寒缓痛痹，健胃消食解滞积。
>
> 祛风行血止泻痢，解郁豁痰化寒湿。

本品为茄科辣椒属植物辣椒，也称为辣子。以果实、根和茎枝入药。6～7月果红时采收，晒干。辣椒具有温中、散寒、开胃、消食的功效，可用于寒滞腹痛、呕吐、泻痢、冻疮、疥癣的治疗。

【民风民俗】

中国北方家庭过新年的时候喜欢在阳台或门框两边挂上辣椒串，看起来就像一串串鞭炮，寓意新的一年喜庆吉利，红红火火。阳台和门框这些地方阳光充足，辣椒不容易放坏，方便冬天食用，以驱除寒冷。四川有些地区也有挂红辣椒的风俗，寓意新的一年会有个好的收成。辣椒是百姓家中常用的一种调味料，在某些地区，也作为蔬菜食用。辣椒不仅营养成分丰富，还是一味具有温中散寒、开胃消食的中药，因此，深得百姓喜爱。

109 蕲蛇《中国药典》

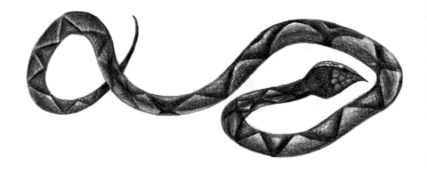

> 咸甘性窜走脏腑，温经通络彻皮肤。
> 剥鳞削骨化妻灰，绿野荆林觅象雄。
> 截惊定搐停瘫痪，舒筋缓急安关节。
> 除湿通络消痹痛，透骨搜风抑恶疮。

本品为蝰科动物五步蛇的干燥体。多于夏季和秋季二季捕捉，剖开蛇腹，除去内脏，洗净，用竹片撑开腹部，盘成圆盘状，干燥后拆除竹片。蘄蛇具有祛风、通络、止痉的功效，可用于风湿顽痹、麻木拘挛、中风口眼㖞斜、半身不遂、抽搐痉挛、破伤风、麻风疥癣的治疗。

【中药故事】

传说，明清时期，有一对夫妻连夜奔波到蘄州，不幸的是丈夫得了麻风病，大伙见状都躲着这对夫妻。一家客栈的老板见他俩可怜，就找了一间破瓦屋给他们住。夫妻俩身上的盘缠都用完了，妻子沿街乞讨，丈夫饿得捡起路边的半瓮酒喝了起来。谁知丈夫喝了这酒后，麻风病竟然好了。客栈老板得知后，十分惊讶，赶忙请来名医李时珍前来研究，后来他们发现这酒里有蘄蛇，原来是泡着蘄蛇的酒治好了男人的麻风病，这是因为蘄蛇具有祛风、通络、止痉的功效。于是，李时珍专门制作了一些蘄蛇酒，试着治疗麻风病，果然很有效果。

110 橙子《中药大辞典》

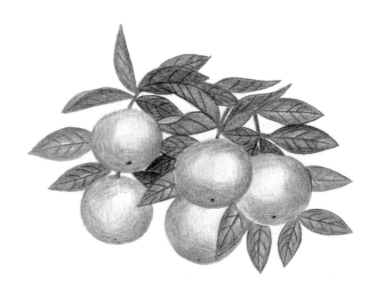

> 馥郁兰浆酿仙露，旭阳金缕映山途。
>
> 甘之如饴沁心神，味酸性凉入太阴。
>
> 止呕消瘿清瘰疬，降气和中健胃脾。
>
> 醒酒解妻行风气，宽胸利膈消痰积。

本品为芸香科植物香橙的果实，也称为橙。10月间果实成熟时采收。橙子具有降逆和胃、理气宽胸、消瘿、醒酒、解鱼蟹毒的功效，可用于恶心呕吐、胸闷腹胀、瘿瘤、醉酒的治疗。

【成语故事】

橙子是生活中常见的一种水果，不仅味道酸甜可口，营养丰富，还具有降逆和胃、理气宽胸等药用功效。成语"橙黄橘绿"指的是秋末冬初的时候，橙子发黄、橘子青绿的景象。出自北宋文学家、书法家、美食家、画家苏轼的《赠刘景文》一诗，全诗如下：

荷尽已无擎雨盖，菊残犹有傲霜枝。

一年好景君须记，正是橙黄橘绿时。

全诗犹如一幅画，描述了荷花凋谢，荷叶枯萎，菊花凋谢，仍然有花枝在雪中傲然挺立。从此，"橙黄橘绿"这个成语就被流传开来，用来形容一年中最美好的秋末冬初，展现出了一副"橙子金黄、橘子青绿"的清雅景致。

111 橘 《中药大辞典》

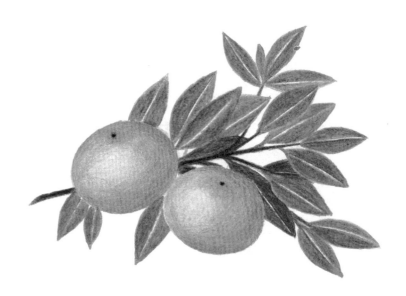

> 大红蜜描朱砂橘，甘美圆润馥香须。
>
> 金黄灿烂坚不移，琼浆玉液遇霜惜。
>
> 润燥生津除烦渴，开胃理气解痰实。
>
> 降逆止呕利水道，甘酸性凉入太阴。

本品为芸香科柑橘属植物橘及其栽培变种的干燥成熟果实。10～12月果实成熟时，摘下果实，鲜用或冷藏备用。橘具有润肺生津，理气和胃的功效，可用于消渴、呕逆、胸膈结气的治疗。

【中药故事】

橘是生活当中常见的一种水果，它不仅酸甜可口，还具有润肺生津，理气和胃的药用功效。关于橘，战国时期楚国诗人、政治家屈原曾写过一首题为《九章·橘颂》的咏物诗，其中有几句描述橘的诗句如下：

后皇嘉树，橘徕服兮。

受命不迁，生南国兮。

深固难徙，更壹志兮。

绿叶素荣，纷其可喜兮。

这首咏物诗描写了橘树的形态、生长环境和特性。南方的水土适合生长甘美的果实，因此橘树不适合迁徙。橘树上长着绿色的树叶，开着白色的花朵，风雅秀丽，十分惹人喜爱。《九章·橘颂》以南国橘树"深固难徙，更壹志兮"的专一品质，体现了诗人屈原"受命不迁，生南国兮"的爱国主义情怀。

112 壁虎《中药大辞典》

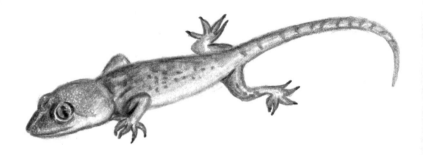

> 驱风安神止惊痛，善捕蝎蝇获珠称。
>
> 昼伏夜出潜檐壁，消肿散结破瘰积。
>
> 味咸性寒有小妻，血气有情调肝方。
>
> 缓痛通络祛瘰疬，守宫利水除恶疮。

本品为壁虎科动物无蹼壁虎或其他几种壁虎的全体，也称为守宫。

夏季和秋季捕捉，捕得后用竹片贯穿头腹，将尾用绳固定于竹片上，然后用微火烤干。壁虎具有祛风、定惊、散结、解毒的功效，可用于中风瘫痪、历节风痛、风痰惊痫、瘰疬、恶疮的治疗。

【科普知识】

壁虎是一种常见的益虫，也是一味具有祛风定惊、散结解毒功效的中药。夏秋的夜晚，我们常能看到在墙上行走自如的壁虎。它的脚趾端扩大呈盘状，上有许多细微的由角质蛋白构成的刚毛，每根刚毛的末端有许多小钩子，会和相对光滑的平面产生摩擦力。因此，壁虎可以自由爬行在门窗、墙面和玻璃上。当壁虎遇到危险时，它会移入缝隙、角落躲藏。紧急情况时，壁虎还会尾椎骨分离，断掉自己的尾巴趁机逃走。但是不用担心，断尾的壁虎还会再生新尾。壁虎专吃一些小型有害昆虫，且具有一定的药用价值，是人类不可多得的"好朋友"。

113 蟋蟀《中药大辞典》

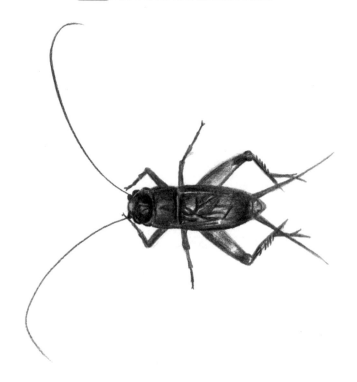

> 骁勇善斗将军令，促织吟蛩夜象雄。
>
> 杂草枯枝丛中隐，匿迹蚯孙振翅鸣。
>
> 利尿消肿主癃闭，解热发痘缓拘急。
>
> 开通塞结拓水道，味咸性温入膀胱。

本品为蟋蟀科昆虫蟋蟀，也称为将军虫，以干燥全体入药。夏季和秋季捕捉，开水烫死，晒干。蟋蟀具有利尿、破血的功效，可用于水肿、小便不通、尿路结石、肝硬化腹水的治疗。

【民风民俗】

蟋蟀是夏季常见的一种昆虫，也是一味具有利尿破血功效的中药。相传，一位唐代富商用象牙镂刻蟋蟀笼。皇帝知道后，就命人用黄金丝编了一个蟋蟀笼。在帝王的推动下，斗蟋蟀成风。《开元天宝遗事》中记载着这样一句话："每至秋时，宫中妃妾辈，皆以小金笼捉蟋蟀，闭于笼中，置之沈函畔，夜听其声。"宋代，斗蟋蟀风愈演愈烈，南宋著名宰相贾似道被人们称为"蟋蟀宰相"，他在相府里修建了"半闲堂"，还著有《促织经》一书，正是因为他如此不务正业，导致最后身败名裂。

114 · 瞿麦《中国药典》

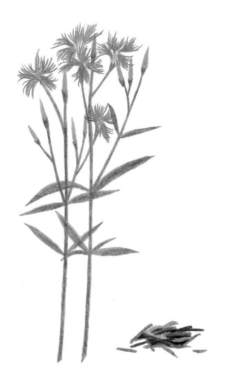

> 苗高一尺尖叶青，根紫轻曳细蔓荆。
> 花丝曼舞映山红，子实丰登穗麦中。
> 清热利湿消水肿，破血通经化痃癖。
> 味苦性寒退目翳，解妻排脓抚肠息。

本品为石竹科植物瞿麦或石竹的带花全草，也称为巨句麦。夏季和秋季均可采收，一般在花开前采取。栽培者每年可收割2～3次，割取全株，除去杂草、泥土，晒干。瞿麦具有清热利水、破血通经的功效，可用于小便不通、淋病、水肿、经闭、痈肿、目赤障翳、浸淫疮毒的治疗。

【妙笔生花】

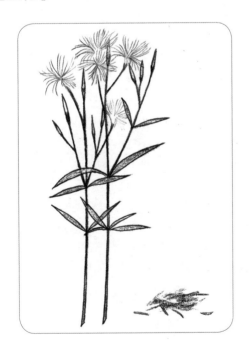

115 蘑菇《中药大辞典》

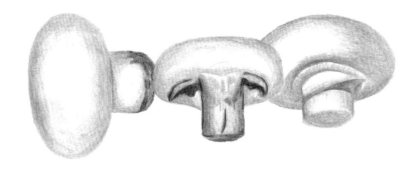

> 玉梁柔润立穹顶，珍馐朵颐亦豪英。
> 洋蕈子实蘑菇草，菜园散落伞菌花。
> 化痰理肺消气滞，味甘止泻添乳汁。
> 平肝提神缓倦怠，健脾开胃除纳呆。

本品为伞菌科伞菌属（黑伞属）真菌双孢蘑菇及四孢蘑菇的子实体，尤以菌蕾为佳，也称为洋菌。蘑菇在现蕾后 5 ～ 7 天采收，气温低时可在现蕾后 8 ～ 10 天采收。以子实体菌膜尚未破裂时采收质量最佳。蘑菇具有健脾开胃、平肝提神的功效，可用于饮食不消、纳呆、乳汁不足、高血压病、神倦欲眠的治疗。

【名人轶事】

荣获"2016 年以来全国科技助力精准扶贫工作先进个人"称号的丁伦保，被称为"蘑菇达人"。蘑菇不仅营养丰富，而且还是一种具有健脾开胃，平肝提神功效的中药。丁伦保为了造福家乡百姓，他边打工边学习种植蘑菇技术，日子过得十分清苦。后来，丁伦保学成归来，在自己的家乡安徽省肥西县增加了蘑菇的种植种类，也增大了蘑菇的种植面积，创办了专注于食用菌技术的研究、推广、生产、销售的企业。他经过不断的实践与辛勤工作，2014 年至 2020 年，在全国 8 个省 36 个县区，举办食用菌栽培技术培训班，为 11900 位农民、贫困户、残疾人送去农业科技知识，给残疾人送菌种、菌袋。与此同时，丁伦保还成立了蘑菇种植培训学校提供技术培训与指导，帮助贫困人口脱贫，带动乡村振兴产业发展。

116 蟾酥《中国药典》

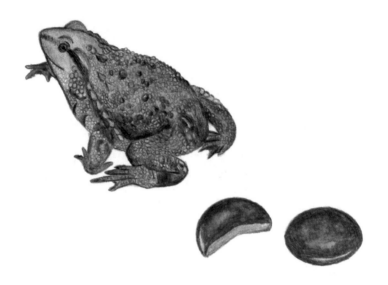

> 眉间白汁化疬疾，味辛性温入心机。
>
> 开窍醒神辟湿秽，消肿解毒清疗积。

本品为蟾酥科动物中华大蟾酥或黑眶蟾酥的干燥分泌物，也称为蛤蟆酥。多于夏季和秋季捕捉蟾蜍，洗净，挤取耳后腺和皮肤腺的白色浆液，加工，干燥。蟾酥具有解毒、止痛、开窍醒神的功效，可用于痈疽疔疮、咽喉肿痛、中暑神昏、痧胀腹痛吐泻的治疗。

【民风民俗】

中国四大传统节日之一的端午节有捕蟾蜍的习俗。清代《吴越风土录》记载："端午日，药市收癞蛤蟆，刺取其沫，谓之'蟾酥'。为修合丹丸之用，率以万计。"明代刘侗、于奕正同撰的历史地理著作《帝京景物略》载："（五月）五日，南太医院官，旗物鼓吹，赴南海子捉虾蟆，取蟾酥也。"由于蟾酥具有解毒止痛、开窍醒神的功效，是一种特殊的中药。因此，古代民间或皇家都流行着端午节捕蟾蜍的习俗，有些地区现在还保留着这一习俗。

117 鳖甲《中国药典》

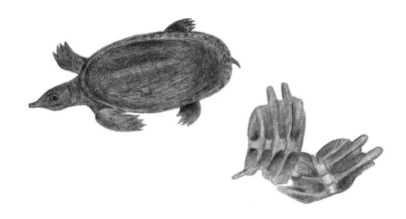

> 疗温疟，解宿食。清头目，止漏崩。
> 甲衣味咸归肝肾，退热除烦消骨蒸。
> 软坚散结祛癥瘕，滋阴潜阳补脏家。

本品为鳖科动物鳖的背甲，也称为甲鱼。全年均可捕捉，以秋季和冬季为多，捕捉后杀死，放入沸水中烫至背甲上的硬皮能剥落时，取出，剥取背甲，除去残肉，晒干。鳖甲具有滋阴潜阳、退热除蒸、软坚散结的功效，可用于阴虚发热、骨蒸劳热、阴虚阳亢、头晕目眩、虚风内动、手足瘛疭、经闭、癥瘕、久疟疟母的治疗。

【中药故事】

传说，光绪皇帝幼年体弱多病，曾患有肺结核，太医们竭尽全力为他治疗，可皇帝的病始终没有好转。迫于无奈，传旨招贤。后来有人推荐了一位其貌不扬的道士前来为光绪皇帝诊治疾病。只见道士在纸上画了一只甲鱼，并在旁边写道："将此物背甲与知母、青蒿水煎服，连服一个月病即好转。"道士这么写是因为鳖甲具有滋阴潜阳、软坚散结的功效，正可以治疗光绪皇帝的病。光绪皇帝半信半疑，但有没有更好的办法，只能按照道士的药方进行治疗。一段时间以后，光绪皇帝的病情果然好转了。

118 魔芋 《全国中草药汇编》

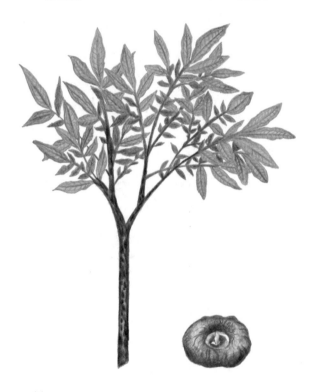

夏根如碗白蒟蒻，秋叶滴露随生苗。

花杆南星麻芋子，五味调和烹茹食。

健胃抚胀安瘰疬，驱邪止痛抑痈疖。

消食除陈清烦渴，化肿散结理聚积。

本品为天南星科属植物魔芋、疏毛魔芋、野魔芋、东川魔芋的块茎，也称为蒟蒻。10 ~ 11 月采收，挖起块茎，鲜用或洗净，切片晒干。魔芋具有化痰消积、解毒散结、行瘀止痛的功效，可用于痰嗽、积滞、疟疾、瘰疬、癥瘕、跌打损伤、痈肿、疔疮、丹毒、烫火伤、蛇咬伤的治疗。

【名人轶事】

安徽大学生命科学学院教授何家庆瘦骨嶙峋，他深知魔芋营养丰富，而且还是一味具有化痰消积、解毒散结，行瘀止痛功效的中药，因此他研究魔芋的种植，并将自己的钱都用在了魔芋试种上。在经历了无数次的失败之后，魔芋种植终于成功了。1998 年，何家庆去大西南自费扶贫，他经历过沿途乞讨，风餐露宿，遭遇过泥石流，甚至被毒蛇咬伤，历时 305 天，行程 31600 公里，为 8 个省，27 个民族的同胞，108 个市、县，207 个乡镇，426 个村寨，传授魔芋种植技术。不仅如此，何家庆教授科研成果丰硕，他采集到 17 个魔芋品种，发现了很多具有开发价值的野生植物资源，将自己的一生献给了科技扶贫。

119 鳢鱼《中药大辞典》

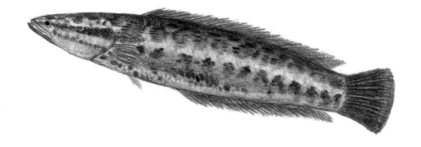

> 鸷狠狼戾无畏惧，威风凛凛乌氅衣。
>
> 深居浅出碧草隐，间或骁勇踏波行。
>
> 利水消肿缓痛痹，强阳养阴祛风湿。
>
> 清热解妻填虚损，养肝益精入太阴。

本品为鳢科动物乌鳢的肉或全体，也称为鲖鱼。分布很广，中国大部分地区的河流、湖沼中均有。鳢鱼具有补脾、利水的功效，可用于水肿、湿痹、脚气、痔疮、疥癣的治疗。

【中药故事】

传说，鳢鱼被称为最孝顺的鱼，母鳢鱼到了怀胎期间，会耗尽全身的气血，将营养都供给了小鳢鱼，完成使命后，两只眼睛就什么都看不到了，安静地忍受着饥饿，最终死亡。小鳢鱼十分孝顺，它们会游进母鳢鱼的嘴里，为母亲充饥。正是因为鳢鱼这个感人的传说，加上醴鱼富含营养，又具有补脾利水的功效，从而深得百姓的喜爱。

120 麝香《中国药典》

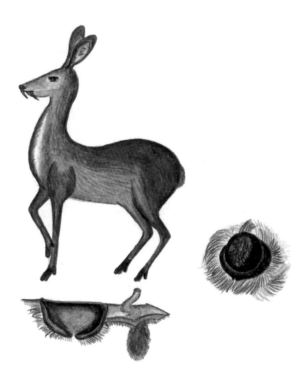

> 开窍醒神香脐子，通络散瘀缓痛疼。
> 辛香辟秽透筋骨，化阳解郁疗心伤。

本品为鹿科动物林麝、马麝或原麝成熟雄体香囊中的干燥分泌物，也称为香脐子。麝香具有开窍醒神、活血通经、消肿止痛的功效，可用于热病神昏、中风痰厥、气郁暴厥、中恶昏迷、经闭、癥瘕、难产死胎、心腹暴痛、痈肿瘰疬、咽喉肿痛、跌仆伤痛、痹痛麻木的治疗。

【经典名著】

元末明初军事家、政治家刘基创作的笔记《郁离子》中有一个关于麝香的记载："东南之美，有荆山之麝脐焉，荆人有逐麝者，麝急，则抉其脐投诸莽，逐者趋焉，麝因得以逸。"描述曾有人遇到麝穷追不已，麝情急之下将麝香丢弃在草丛中，追麝的人一看，停止了追捕，急忙去草丛中寻找麝香。这个故事寓意在紧急情况下，一定要有所取舍，有舍才有得，为更高的目标而有所放弃是智者的选择。